Prof. Dr. G. Laux, Prof. Dr. Walter E. Müller, (Hrsg.)

Altersdepression: Erkennen und Behandeln

LinguaMed Verlags-GmbH
Friedensallee 30
63263 Neu-Isenburg

ISBN 3-928610-28-7 LinguaMed Verlags-GmbH, Neu-Isenburg 1999

Die Deutsche Bibliothek – CIP-Einheitsaufnahme

Altersdepressionen: Erkennen und Behandeln
Prof. Dr. G. Laux, Prof. Dr. Walter E. Müller (Hrsg.) – Neu-Isenburg : LinguaMed-Verl.-GmbH, 1999
ISBN 3-928610-28-7

Kurz, A., Ahrens, B., Müller, W.E., Laux, G., Kasper, S., Ziegler, G.

Impressum
Verlag:
LinguaMed Verlags-GmbH
Friedensallee 30
63263 Neu-Isenburg

Druck:
F. W. Wesel, Druckerei und Verlag GmbH & Co. KG
Baden-Baden

7 **Einleitung**
Prof. Dr. Walter E. Müller, Prof. Dr. Gerd Laux

9 **Warum werden Altersdepressionen oft nicht erkannt und oft nicht adäquat therapiert**
Prof. Dr. Alexander Kurz
Psychiatrische Klinik der Technischen Universität München

9 Epidemiologie depressiver Störungen im Alter
10 Psychopathologische Besonderheiten
13 Diagnostische Probleme
16 Weitere Gründe für die unzureichende Behandlung der Altersdepression
17 Zusammenfassung
18 Merksätze für die Praxis
19 Literaturverzeichnis

21 **Altersdepression - Verlauf, Prognose und die Bedeutung der Therapie**
Bernd Ahrens, Andreas Birkhofer
Psychiatrische Klinik und Poliklinik der Freien Universität Berlin

24 Häufigkeit und Prognose
28 Verlauf
28 Zum Einfluß der Therapie auf Verlauf und Prognose
30 Verlaufsmodulierende Faktoren
30 Mortalität
31 Suizidalität
32 Grundsätzliches zur Therapie affektiver Erkrankungen bei älteren Menschen

35 Schlafentzug
35 Indikation für eine Rezidivprophylaxe
36 Merksätze für die Praxis
37 Literaturverzeichnis

41 Pharmakodynamik und Pharmakokinetik der Antidepressiva im Alter
Prof. Dr. Walter E. Müller
Pharmakologisches Institut, Biozentrum Universität Frankfurt

41 Alte Patienten als wichtige Zielgruppe
42 Wie wirken Antidepressiva?
49 Altersspezifische Veränderungen der Pharmakodynamik
52 Altersspezifische Veränderungen der Pharmakokinetik
57 Verlangsamte Elimination führt zu höheren Plasmaspiegeln
59 Allgemeine therapeutische Aspekte
64 Merksätze für die Praxis

67 Vor- und Nachteile des Einsatzes von tri- und tetrazyklischen Antidepressiva bei älteren Patienten
Prof. Dr. med. Dipl.-Psych. Gerd Laux
Bezirkskrankenhaus Gabersee, Wasserburg

68 Klinisch-pharmakologische Charakterisierung
77 Arzneimittelwechselwirkungen / Interaktionen
78 Kontrolluntersuchungen, Langzeiteinnahme
80 Merksätze für die Praxis
81 Literaturverzeichnis

83 Vor- und Nachteile des Einsatzes von neuen Antidepressiva bei älteren Patienten
Prof. Dr. Siegfried Kasper, Dr. E. Hilger, Psych. Krankenhaus Wien

83 Einleitung
85 Nebenwirkungsgeleitete Indikationsstellung bei der Altersdepression
87 Neuere Antidepressiva
90 Rückfallrisiko, Erhaltungstherapie und prophylaktische Therapie
92 Schlussbemerkung
93 Merksätze für die Praxis
94 Literaturverzeichnis

95 Altersdepression in der häuslichen Praxis
Dr. med. Dr. rer.soc. Gismar Ziegler
Praxis für Allgemeinmedizin und Psychotherapie, Stuttgart

95 Häufigkeit depressiver Erkrankungen
96 Wie kann der Hausarzt eine Depression erkennen?
100 Zur Behandlung depressiver Erkrankungen
105 Problem Komorbidität und Komedikation
109 Besonderheiten der Dosierung im Alter
109 Was ist für den Hausarzt wichtig?
118 Merksätze für die Praxis
119 Literaturverzeichnis

EINLEITUNG

Verlust an Freude, Interesselosigkeit, häufiges Grübeln und Apathie sind Symptome, die man bei älteren Patienten häufig sieht. Sie werden oft als altersgemäß eingeschätzt, sind aber tatsächlich nicht selten Ausdruck eines depressiven Syndroms. Depressive Störungen sind bei älteren Patienten häufig, werden aber leider noch viel zu oft anders interpretiert und leider noch viel häufiger nicht oder nicht adäquat behandelt. Therapeutische Defizite im Bereich der Altersdepressionen sind damit ein unbestrittenes Problem der geriatrischen Grundversorgung, das mit viel unnötigem Leid für die Patienten verbunden ist, aber auch mit großen Belastungen für Angehörige und für das soziale Umfeld. Daraus entstehen auch erhebliche Kosten für unser Gesundheitssystem. Die meisten älteren Patienten, ungeachtet, ob sie noch in ihrem eigenen Bereich leben können oder ihren Lebensabend in einem Heim verbringen, werden primär vom Hausarzt versorgt. Altersdepressionen sind daher eine wichtige Herausforderung für die hausärztliche Grundversorgung, und das rechtzeitige Erkennen sowie die adäquate Behandlung von Altersdepressionen sind zwei wichtige Aspekte der allgemeinärztlichen Tätigkeit im Bereich der Geriatrie. Hier mit umfassenden, aber leicht und gut verständlichen Informationen die Defizite abbauen zu können, ist das Anliegen des vorliegenden Buchbandes.

Wir sind dankbar, daß es uns mit dem vorliegenden Buch gelungen ist, eine Reihe hochqualifizierter Kollegen aus Universität, Klinik und allgemeinärztlicher Praxis gewonnen zu haben, um an diesem Projekt mitzuarbeiten. Wir haben uns das Problem des Erkennens und der adäquaten Behandlung von Altersdepressionen zum Ziel gesetzt, und hoffen, mit den knappen, aber dennoch fundierten und praxisorientierten Informationen einen Beitrag dazu liefern zu können, daß depressive Störungen bei älteren Patienten erkannt werden.

Darüber hinaus bieten viele der zur Verfügung stehenden neuen Antidepressiva eine gute Chance, auch ältere Patienten adäquat medikamentös behandeln zu können, ohne sie den teilweise erheblichen Risiken auszusetzen, die bei vielen der älteren Antidepressiva aus der Reihe der Trizyklika vorhanden sind. Diese wichtigen therapeutischen Aspekte werden ausführlich behandelt.

Das Buch wendet sich damit hauptsächlich an den in der allgemeinärztlichen Grundversorgung tätigen Hausarzt, ist aber sicher auch für alle Therapeuten nützlich, die bemüht sind, das Erkennen und die Behandlung depressiver Erkrankungen bei älteren Patienten zu verbessern.

Frankfurt/Main und Wasserburg/Inn im Januar 1999

Professor Dr. Walter E. Müller

Professor Dr. Gerd Laux

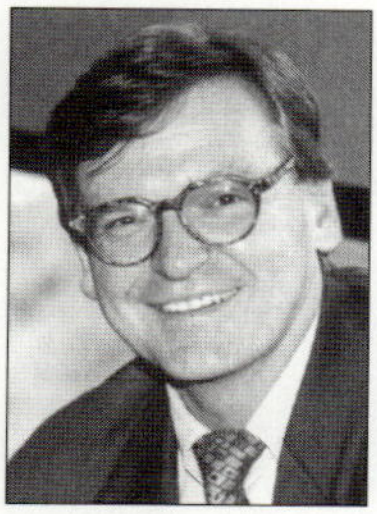

Warum werden Altersdepressionen oft nicht erkannt und oft nicht adäquat therapiert

Prof. Dr. Alexander Kurz, Psychiatrische Klinik der Technischen Universität München

Epidemiologie depressiver Störungen im Alter

Die Ergebnisse epidemiologischer Studien über die Prävalenz depressiver Störungen hängen davon ab, welche Patientenstichproben untersucht und welche diagnostischen Kriterien dabei angewandt werden. Depressive Symptome sind sehr viel häufiger als die operational definierten Krankheitsbilder der Depressiven Episode (bzw. Major Depression) oder der Dysthymie. Man geht davon aus, daß 4-5 Prozent der Personen über 65 Jahre an einer Depressiven Episode leiden, 6 Prozent an einer Dysthymie und 2 Prozent an einer Trauerreaktion (Snowdon, 1994). Die Epidemiological Catchment Area Study in drei US-amerikanischen Großstädten kam zu niedrigeren Prävalenzraten. Sie erklärt sich vermutlich dadurch, daß leichtergradige Ausprägungen depressiver Syndrome nicht erfaßt wurden. Interessant ist aber bei dieser Studie, daß die Häufigkeit ausgeprägter Depressionen vom Typ der Major Depression mit steigendem Alter nicht zunimmt, sondern tendenziell sinkt (Myers et al., 1984). Daraus darf nicht der Schluß gezogen werden, daß die Depression als psychische Gesundheitsstörung im Alter an Bedeutung verliert. Die Berliner Altersstudie hat nachgewiesen, daß Depressionen nach den Demenzzuständen die zweithäufigste Gruppe der psychischen Erkrankungen darstellen und keine eindeutige Altersabhängigkeit zeigen. Leichtere - „subdiagnostische" - Ausprägungsformen der Depression sind nach dieser Studie zweieinhalb mal häufiger als die spezifisch diagnostizierten Depressionen (Helmchen et al., 1996). Depressive Störungen im Alter treten bevorzugt bei Frauen auf und stehen in einem Zusammenhang mit körperlichen Gesundheitsproblemen. Bei Patienten mit körperlichen Krankheiten und Behinderungen ist die Häufigkeit von Depressionen um das Dreifache erhöht. Eine vermehrte Wahrscheinlichkeit depressiver Störungen besteht auch nach Schlaganfällen. Aus diesem Grund ist nicht verwunderlich, daß die Prävalenz Depressiver Episoden bei den Bewohnern von Pflegeheimen deutlich über der von gleichaltrigen Personen liegt, die außerhalb von Institutionen leben (Ames, 1994). Bipolare affektive Störungen sind in der zweiten Lebenshälfte selten, man schätzt die Prävalenz auf 0,1Prozent (siehe auch den Beitrag von Ahrens und Birkhofen).

Ätiopathogenese

An der Entstehung der Depression im Alter sind genetische Faktoren und Persönlichkeitseigenschaften weniger häufig beteiligt als bei depressiven Störungen jüngerer Menschen (Musetti et al, 1989). Dagegen spielen negative Lebensereignisse und ungünstige Lebensumstände, vor allem die bereits genannten körperlichen Gesundheitsstörungen und Behinderungen, eine größere Rolle (Abbildung 1). Die Depression der Alten ist also, wie Kraepelin bereits bemerkte, weniger autochthon und mehr umweltabhängig als die Depression der Jüngeren.

PSYCHOPATHOLOGISCHE BESONDERHEITEN

Emil Kraepelin betrachtete depressive Zustände, die im höheren Lebensalter erstmals auftreten, als eigenständige Krankheitsbilder außerhalb der von ihm geschaffenen Kategorie des manisch-depressiven Krankseins. Als Besonderheiten der Altersdepression hob er den erworbenen, nicht endogenen Charakter, die Häufigkeit von Angst und hypochondrischen Befürchtungen, sowie die ungünstige Prognose hervor (Kraepelin, 1896). Die Sonderstellung der Altersdepression ist in der europäischen wie in der amerikanischen Psychiatrie über viele Jahrzehnte aufrechterhalten worden (Rosenthal, 1968). Schließlich setzte sich aber die Auffassung durch, daß sich das klinische Bild und der Verlauf der Depression im Alter zwar nicht kategorial, wohl aber graduell von depressiven Störungen in früheren Lebensabschnitten unterscheidet (Gurland, 1976). In den aktuellen psychiatrischen Klassifikationssystemen kommt die Depression im Alter nicht mehr als nosologische Entität vor. Sie teilt sich auf in die verschiedenen Klassen der affektiven Störungen. Die von Kraepelin beschriebenen ätiologischen, psychopathologischen und prognostischen Besonderheiten der Depression im Alter haben aber noch immer Gültigkeit.

Abbildung 1
Ätiologische Faktoren der Depression in verschiedenen Altersgruppen

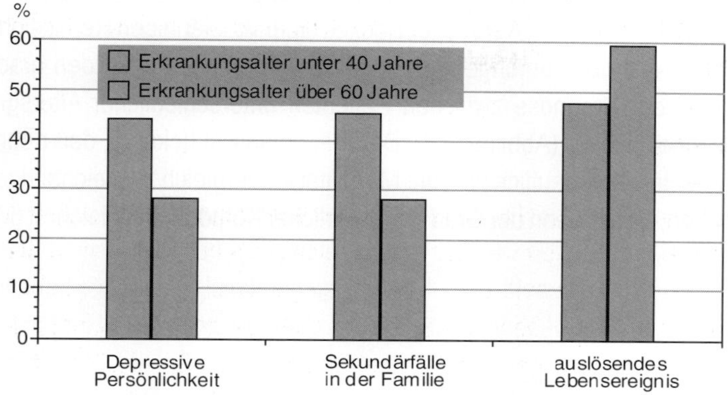

Vegetative Störungen, hypochondrische Befürchtungen und körperliche Angstsymptome treten bei depressiven älteren Patienten stärker in den Vordergrund des klinischen Bildes als bei jüngeren depressiven Patienten (Bron, 1990; Brown et al. 1984) (Abbildung 2). Daran sind sicher auch generationsspezifische Unterschiede in der Wahrnehmung und Bewertung von seelischer und körperlicher Gesundheit beteiligt. Dem klinischen Eindruck nach klagen ältere depressive Patienten auch häufiger über eine Minderung der Gedächtnisleistung und des Konzentrationsvermögens.

Abbildung 2
Symptome der Depression in verschiedenen Altersgruppen

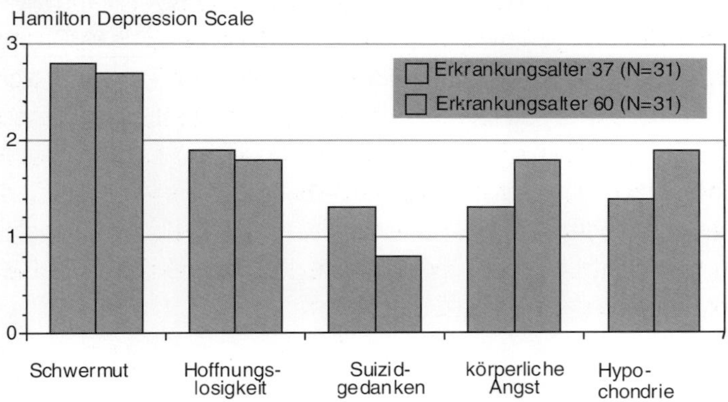

Die Rückfallrate nach gebesserter Major Depression ist bei älteren Patienten zwar nicht höher als bei jüngeren (Hinrichsen, 1992), der Anteil chronischer Verläufe ist jedoch höher und die Wahrscheinlichkeit einer vollständigen Remission geringer. Eine in Australien durchgeführte 4-Jahres-Katamnese zeigt den graduellen Unterschied der Prognose zwischen Patienten unterschiedlicher Altersgruppen besonders deutlich (4) (Abbildung 3). Darüber hinaus ist bekannt, daß depressive ältere Patienten eine deutlich erhöhte Mortalität im Vergleich zu gleichaltrigen Personen haben, selbst wenn der Grad an körperlicher Komorbidität gleich ist (Murphy, 1983).

Abbildung 3
Prognose der Major Depression nach Alter

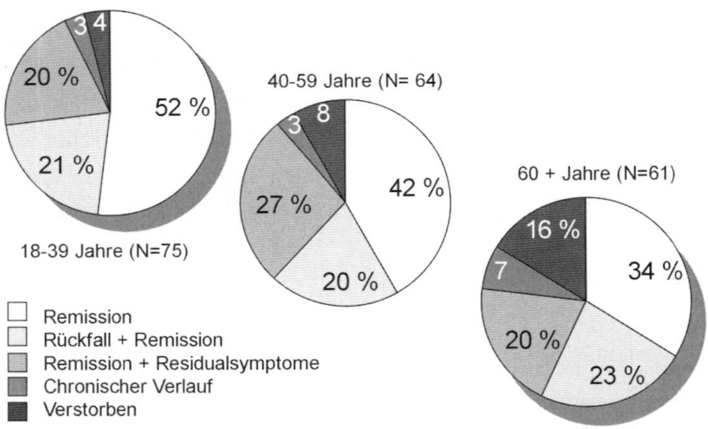

DIAGNOSTISCHE PROBLEME

Die ätiologischen, psychopathologischen und prognostischen Besonderheiten der Altersdepression führen zu vorhersagbaren diagnostischen Problemen (Abbildung 4). Diese Schwierigkeiten sind zum Teil dafür verantwortlich, daß depressive Störungen bei älteren Menschen oft nicht erkannt und nicht behandelt werden.

Abbildung 4
Depression im Alter: Diagnostische Probleme

Überlappungen zwischen:

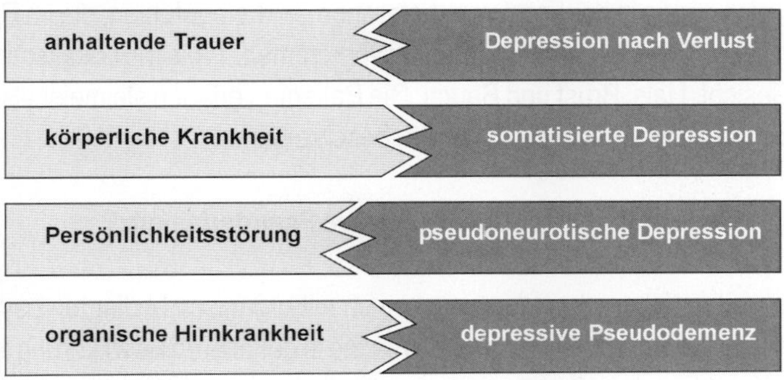

Anhaltende Trauer oder Depression nach Verlust?

Trauerreaktionen können über viele Monate oder sogar Jahre anhalten. Sie zeigen eine charakteristische Abfolge von Phasen. In rund 15 Prozent gehen Trauerzustände aber in langanhaltende und behandlungsbedürftige Depressionen (Clayton, 1990) über. Zur Unterscheidung ist es auch hier zweckmäßig, nach den Kernsymptomen der Depression zu fragen. Einige Symptome der Depression wie Niedergeschlagenheit, Schlafstörungen, innere Unruhe, Antriebslosigkeit, Lustlosigkeit und Interesseverlust werden auch von Trauernden beschrieben. Hoffnungslosigkeit, herabgesetztes Selbstwertgefühl und Suizidgedanken finden sich bei ihnen aber nicht (Clayton et al. 1993).

Körperliche Krankheit oder somatisierte Depression?

Körperliche Krankheiten, aber auch somatoforme Störungen (Hypochondrie, Somatisierungsstörung, somatoforme Schmerzstörung) können mit depressiver Verstimmung einhergehen. Sie sind oft schwer zu unterschieden von affektiven Störungen, bei denen somatische Symptome bestehen. Bei dieser Unterscheidung ist es hilfreich, systematisch nach den Kernsymptomen der Depression zu fragen, vor allem nach Antriebsdefizit, Anhedonie und vermindertem Selbstwertgefühl. Auch darf man sich nicht scheuen, den Patienten auf Todeswünsche und Suizidgedanken anzusprechen. Andererseits kann die Qualität der geäußerten körperlichen Beschwerden aufschlußreich sein. Die somatischen Symptome der Depression äußern sich häufig in der Form von „heteronomen" Leibgefühlen, die im Repertoire der normalen Körperempfindungen nicht vorkommen. Typische Lokalisationen sind Kopf, Gesicht, Hals, Brust und Bauch. Die Patienten erleben sie meist als fremdartig, unvertraut und sprachlich schwer zu beschreiben.

Organische Hirnkrankheit oder depressive Pseudodemenz?

Eine weitere Überschneidung ergibt sich mit organisch bedingten psychischen Störungen. Die bei weitem häufigste Ursache in der älteren Bevölkerung ist die Alzheimer-Krankheit. Im leichtgradigen Stadium mit noch relativ gering ausgeprägter Hirnleistungsstörung beträgt die Komorbidität mit Depression rund 20 Prozent, es liegen aber auch weit höhere Schätzungen vor (Alexopoulos et al, 1993). Zur Abgrenzung von depressiven Patienten mit kognitiven Leistungseinbußen kann man Gesichtspunkte der Vorgeschichte, des Alltagsverhaltens, des Verhaltens während der Untersuchung, neuropsychologische Befunde, sowie Ergebnisse der funktionellen Bildgebung heranziehen.

Depressionen setzen meist relativ plötzlich ein, während Demenzzustände über viele Monate oder sogar Jahre hinweg schleichend beginnen und allmählich fortschreiten. Depressive Patienten sind im täglichen Leben orientiert, während bei Demenzkranken die zeitliche und örtliche Orientierung schon in leichtgradigen Stadien unscharf werden kann. Bei der Schilderung ihrer Beschwerden neigen depressive Patienten zu einer Überbewertung ihrer kognitiven Defizite, während Demenzkranke sie eher bagatellisieren. Die neuropsychologische Untersuchung kann bei depressiven Patienten Gedächtnis- und Konzentrationsstörungen zu Tage fördern, in der Regel werden aber keine Einschränkungen der Sprache oder der konstruktiven Fähigkeiten beobachtet. Gerade diese finden sich aber in der Regel bei leichtgradig dementen Patienten. Die Wortflüssigkeit ist herabgesetzt, die Wortfindung erschwert, das Benennen unsicher und inkorrekt, das Nachzeichnen von geometrischen Figuren und die Verarbeitung von räumlicher Information bereitet Schwierigkeiten.

Die Messung der regionalen Hirndurchblutung kann bei depressiven älteren Patienten eine globale Verminderung mit frontaler und rechtshemisphärischer Betonung ergeben (Lesser et al., 1994) (Abbildung 5). Bei Patienten mit leichtgradiger Alzheimer-Krankheit jedoch läßt sich aufgrund eigener Untersuchungen in zwei Dritteln der Fälle ein Defizit der zerebralen Perfusion und des Glukosestoffwechsels im Bereich des Temporal- und Parietallappens nachweisen. Patienten mit einer vaskulär bedingten Demenz zeigen ein fleckförmiges Muster von Hirnperfusion und Metabolismus.

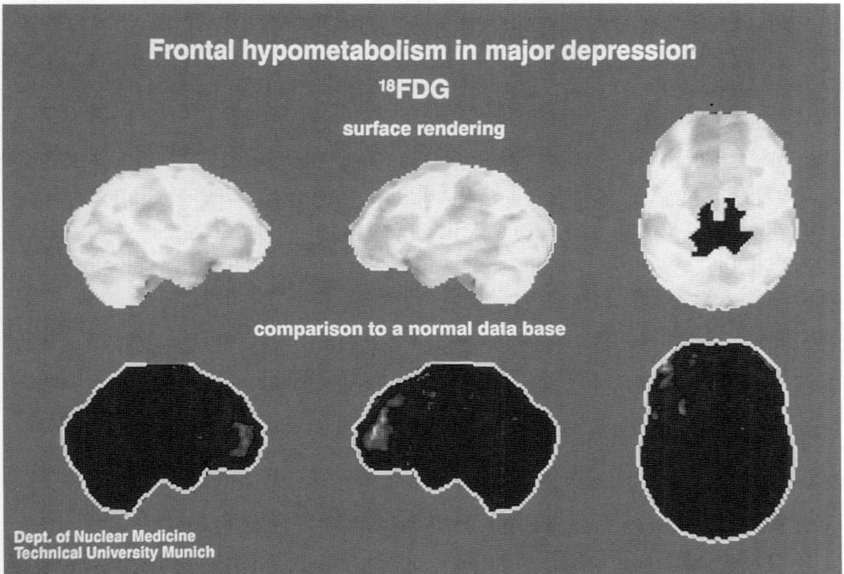

Abb. 5: Frontales metabolisches Dezifit im 18-FDG-Position-Emissionstomogramm bei Depressiver Episode

Persönlichkeitsstörung oder pseudoneurotische Depression?

Im Zustand der Depression kann es zu Verhaltensweisen kommen, die auf den ersten Blick "neurotisch" oder "psychopathisch" anmuten. Ausgesprochen zurückgezogenes und reserviertes, oder betont kritisches und anspruchsvolles, aber auch klagsames und unsicheres Verhalten kann einen solchen Eindruck erwecken. Je länger die affektive Störung anhält und je weniger der Patient auf die Behandlung anspricht, umso stärker rücken diese Verhaltensweisen in den Vordergrund des Wahrnehmungsfeldes des Arztes und des Pflegepersonals. Sie können zu dem Fehlurteil führen, daß keine affektive Störung, sondern ein Persönlichkeitsproblem vorliegt. Um depressionsbedingte Verhaltensänderungen von dauerhaften Persönlichkeitsakzentuierungen zu unterschieden, ist eine gründliche Fremdanamnese hilfreich.

WEITERE GRÜNDE FÜR DIE UNZUREICHENDE BEHANDLUNG DER ALTERSDEPRESSION

Besonders in der allgemeinärztlichen Praxis werden depressive Störungen häufig nicht erkannt. Dazu tragen negative Einstellungen sowohl auf Seiten der Ärzte als auch auf Seiten der Patienten bei (Blanchard and Mann, 1994). Niedergeschlagenheit und Lebensüberdruß gelten vielfach als unvermeidliche Begleiterscheinungen des Alterns. Die Patienten stammen aus einer Generation, in der psychische Krankheit als Stigma betrachtet und mit der Verwahrung in einem Irrenhaus in Verbindung gebracht wird. Darüber hinaus erleben ältere Mensche eine Depression nicht selten in sehr unklarer und verschwommener Weise als Unwohlsein oder in der Form körperlicher Symptome. Viele Ärzte vertreten die Auffassung, Depressionen im Alter seien schwer zu behandeln oder sogar therapierefraktär und scheuen das Risiko erheblicher Nebenwirkungen bei vermeintlich geringem Nutzen. Diese Skepsis ist aber heute nicht mehr gerechtfertigt. Ältere Menschen können ebenso intensiv und ebenso rasch auf eine antidepressive Behandlung ansprechen wie jüngere. Die Nebenwirkungen und Arzneimittelinteraktionen sind bei den modernen Antidepressiva sehr gering, so daß sie sich auch für die Therapie von Patienten mit körperlichen Begleitkrankheiten eignen. Wenn eine Depression im Anschluß an schwere Verlusterlebnisse auftritt oder wenn sie im Zusammenhang mit körperlichen Begleitkrankheiten oder Behinderungen steht, kann eine psychotherapeutische Intervention indiziert sein. Besonders die Kognitive Verhaltenstherapie und die Interpersonelle Therapie haben sich auch bei der Behandlung älterer depressiver Patienten bewährt (Fuchs und Kurz, 1993).

ZUSAMMENFASSUNG

Die Depression im Alter gilt heute nicht mehr als eigenständige nosologische Kategorie. Sie wird je nach Ausprägungsgrad und Verlauf den verschiedenen Formen der affektiven Störung zugeordnet, wie sie in den psychiatrischen Klassifikationssystemen enthalten sind. Die von Emil Kraepelin beschriebenen ätiologischen, psychopathologischen und prognostischen Besonderheiten der Depression im Alter haben aber noch heute Gültigkeit. Sie sind der Grund für differentialdiagnostische Probleme: Abgrenzung zwischen anhaltender Trauer und Depression nach Verlust, Unterscheidung zwischen körperlicher Krankheit und somatisierter Depression, Differenzierung zwischen Persönlichkeitsstörung und pseudoneurotischen Verhaltensweisen bei Depression, sowie Auseinanderhalten von organischer Hirnkrankheit und depressiver Pseudodemenz. Zur Klärung dieser differentialdiagnostischen Fragen tragen ein sorgfältiger psychopathologischer Befund und die Einholung einer zuverlässigen Fremdanamnese ganz erheblich bei. Die Bedeutung dieser einfachen Informationsquellen wird häufig unterschätzt. Neuropsychologische Untersuchungen und funktionelle bildgebende Verfahren sind bei einigen Problemstellungen wichtige Hilfsmittel. Neue biologische Krankheitsindikatoren könnten in Zukunft das Repertoire an differentialdiagnostischen Techniken sinnvoll erweitern. Zu der bisher nur unzureichenden Behandlung von Depressionen im Alter tragen ferner negative Vorurteile gegenüber dem Alter sowie eine nicht mehr gerechtfertigte Skepsis gegenüber den Möglichkeiten der Pharmakotherapie bei.

Merksätze für die Praxis

1. Verlust der Lebensfreude, pessimistische Sicht der Zukunft und nachlassender Antrieb sind keine normalen Folgen des Alters, sondern Warnzeichen für eine Depression.

2. Depressionen im Alter zeigen oft ein atypisches, somatisch gefärbtes Erscheinungsbild und einen chronifizierten Verlauf.

3. Depressionen im Alter werden häufig durch belastende Lebensereignisse und -umstände angestoßen. Dennoch ist eine pharmakotherapeutische Behandlung meist sinnvoll und aussichtsreich.

4. Trauerreaktionen gehen häufig in behandlungsbedürftige Depressionen über.

5. Depressionen älterer Menschen sprechen in der Regel ebenso gut und ebenso rasch auf eine antidepressive Medikation an wie Depressionen jünger Patienten.

6. Wegen ihres günstigeren Nebenwirkungsprofil sollten bei älteren Patienten die neuen Antidepressiva eingesetzt werden.

7. Die Wirksamkeit der Kognitiven Verhaltenstherapie und der Interpersonellen Therapie ist auch bei älteren Patienten belegt.

Literatur

Alexopoulos, G.S., Meyers, B.S., Young, R.C., Mattis, S., Kakuma, T. *(1993) The course of geriatric depression with "reversible dementia": a controlled study. Am.J.Psychiatry 150: 1693-1699*

Ames, D. *(1994), Depression in nursing and residential homes. in: Chui ,E.,D. Ames (Hrsg) Functional psychiatric disorders of the elderly. Cambridge: Cambridge University Press, pp. 142-162*

Blanchard, M., Mann, A. *(1994), Depression in primary care settings. in: Chui, E.,D. Ames (Hrsg) Functional psychiatric disorders of the elderly. Cambridge: Cambridge University Press, pp. 163-176*

Brodaty, H., Harris, L.., Peters, K., Wilhelm, K., Hickie, I., Boyce, P., Mitchell, P., Parker, G., Eyers, K. *(1993) Prognosis of depression in the elderly. A comparison with younger patients. Brit.J.Psychiatry 163: 589-596*

Bron, B. *(1990) Alterstypische psychopathologische Besonderheiten bei endogenen und neurotisch-reaktiven Depressionen im höheren Lebensalter. Nervenarzt 61: 170-175*

Brown, R.P., Sweeney, J., Loutsch, E., Kocsis, J., Frances, A. *(1984) Involutional melancholia revisited. Am.J.Psychiatry 141: 24-28*

Clayton, P.J. *(1990) Bereavement and depression. J.Clin. Psychiatry 51: 34-38*

Clayton, P.J., Herjanic, M., Murphy, G.E., Woodruff, R. *(1974) Mourning and depression: their similaritiers and differences. Can. Psychiatr .Assoc .J. 19: 309-312*

Fuchs, T., Kurz, A. *(1993), Psychotherapie im Alter. in: Steinberg, R. (Hrsg) Gerontopsychiatrie. Klingenmünster: Tilia-Verlag, pp. 86-96*

Gurland, B.J. *(1976) The comparative frequency of depression in various adult age groups. J.Gerontol. 31: 283-292*

Helmchen, H., Baltes, M.M., Geiselmann, B., Kanowski, S., Linden, M., Reischies, F.M., Wagner, M., Wilms, H.U. *(1996), Psychische Erkrankungen im Alter. in: Mayer K.U.,P.B. Baltes (Hrsg) Die Berliner Altersstudie. Berlin: Akademie-Verlag, pp. 185-219*

Hinrichsen, G.A. *(1992) Recovery and relapse from major depressive disorder in the elderly. Am.J.Psychiatry 149: 1575-1579*

Kraepelin, E. *(1896) Lehrbuch der Psychiatrie. Leipzig: Barth*

Lesser, I.M., Mena, I., Boone, K.B., Miller, B.L., Mehringer, C.M., Wohl, M. *(1994) Reduction of cerebral blood flow in older depressed patients. Arch Gen Psychiatry 51: 677-686*

Murphy, E. *(1983) The prognosis of depression in old age. Brit.J.Psychiatry 142: 111-119*

Musetti, L., Perugi, G., Soriani, A., Rossi, V.M., Cassano, G.B., Akiskal, H.S. *(1989) Depression before and after age 65. A re-examination. Brit.J.Psychiatry 155: 330-336*

Myers, J., K., Weissman, M.M., Tischler, G.L., Holzer, C.E., Leaf, P.J., Orvaschel, H., Anthony, J.C., Boyd, J.H., Burke, J.D., Kramer, M., et al. *(1984) Six-month prevalence of psychiatric disorders in three communities. 1980 to 1982. Arch. Gen. Psychiatry 41: 959-967*

Rosenthal, S.H. *(1968) The involutional depressive syndrome. Am.J.Psychiatry 124: 21-35*

Snowdon, J. *(1994), The epidemiology of affective disorders in old age. in: Chui ,E.,D. Ames (Hrsg) Functional psychiatric disorders of the elderly. Cambridge: Cambridge University Press, pp. 95-110*

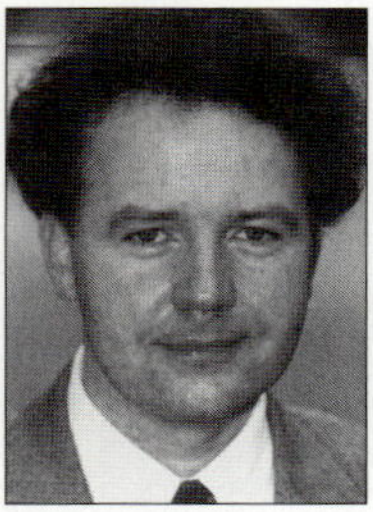

Altersdepression - Verlauf, Prognose und die Bedeutung der Therapie

Dr. Bernd Ahrens, Dr. Andreas Birkhofer, Psychiatrische Klinik und Poliklinik der Freien Universität Berlin

Die Depression wird bis zum Jahre 2020 eine der Erkrankungen sein, für die im größten Umfang Ressourcen zur Behandlung und für die Kompensierung der direkten wie auch indirekten Folgekosten bereitgestellt werden müssen (Murray and Lopez, 1996).

Nach Untersuchungen der WHO und der Weltbank (1993) nahm die Major Depression 1990 den 4. Rang der 15 Hauptursachen für verlorene Lebensjahre durch schwerwiegende Behinderung oder Tod (Disability Adjusted Life Years, DALYS) ein. Gerade unter Berücksichtigung häufiger Erkrankungen im Alter sind die Hochrechnungen dieser beiden Organisationen von besonderer Bedeutung.

Nach Berechnungen der Weltbank wird es in den nächsten Jahren bis zum Jahre 2020 Verschiebungen in der Rangfolge der durch schwerwiegende Erkrankungen bedingten Beeinträchtigungen geben, die in Abbildung 1 dargestellt sind. Die Major Depression wird nach diesen Berechnungen nach der ischämischen Herzerkrankung den 2. Rang der DALYS-Statistik einnehmen.

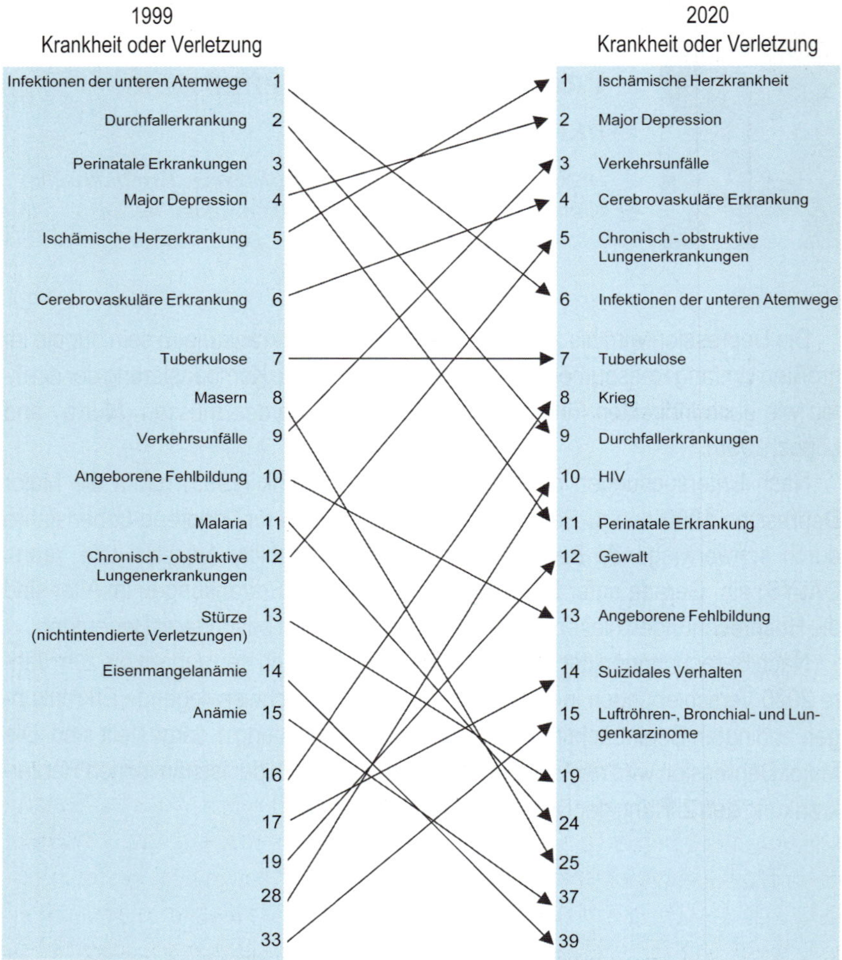

Abb. 1: Änderung der Rangfolge der 15 Hauptursachen für verlorene Lebensjahre durch Behinderung oder Tod, Welt 1990-2020 (nach WHO und Weltbank, Murray und Lopez 1996)

Es gibt weiterhin Hinweise darauf, daß depressive Störungen immer häufiger auftreten und ein zunehmend erhöhtes Lebenszeitrisiko für Kohorten der nach dem II. Weltkrieg Geborenen besteht (Klerman, 1989). Zudem ist bislang in jeder später geborenen Kohorte das erstmalige Auftreten einer depressiven Episode in jüngerem Alter beobachtet worden. Ähnliche Trends wurden in Kanada, Deutschland und Neuseeland beobachtet (Cross National Collaborative Group, 1992).

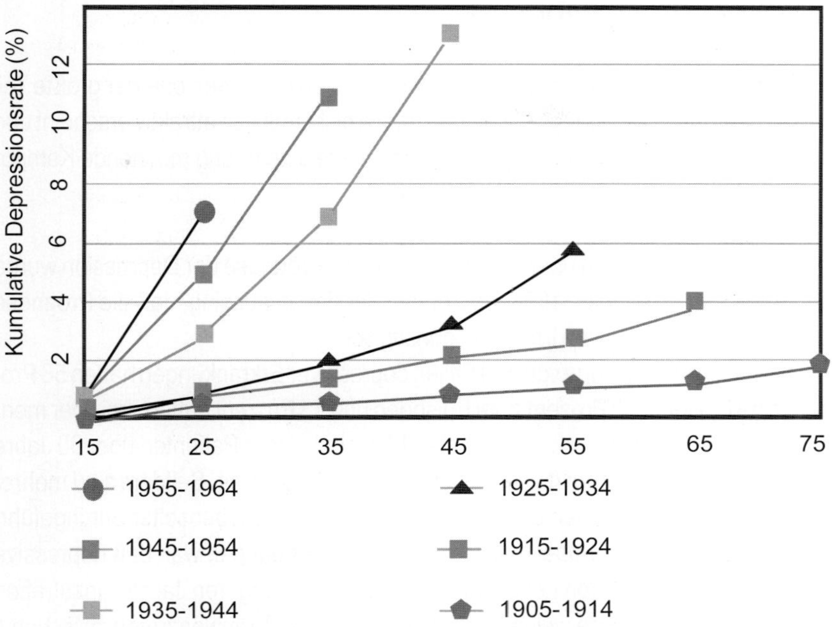

Abb. 2: Kumulatives Lebenszeitrisiko für Geburtskohorten ab 1905 auf der Basis von Untersuchungen des National Institut of Mental Health und der Epidemiologie Area Catchment Study (nach Cross-National Collaborative Group 1992).

Wie in Abb. 2 deutlich wird, steigt das kumulative Lebenszeitrisiko, beginnend bei den Geburtskohorten von 1905 bis 1914 bis zu den nach dem II. Weltkrieg Geborenen, von etwa 2 Prozent auf 10 Prozent an. Ein ähnliches Muster zeigt sich auch bei den im Rahmen dieser Studie untersuchten 480 deutschen Patienten, wobei sich allerdings die Kohorten, die zwischen 1925 und 1934 und zwischen 1935 und 1944 geboren wurden, hinsichtlich ihres Erkrankungsrisikos nicht unterschieden. Für die Jahrgänge der nach 1945 Geborenen war auch bei den deutschen Patienten ein deutlicher Anstieg des Lebenszeitrisikos auf mehr als 10 Prozent zu verzeichnen (Cross National Collaborative Group, 1992).

Die demographische Bedeutung depressiver Erkankungen in Verbindung mit ihrer möglichen therapeutischen Beeinflußbarkeit gerade auch im Alter lassen diese Erkrankung zu einer der großen gesundheitspolitischen Herausforderungen unserer Zeit werden.

HÄUFIGKEIT UND PROGNOSE

Im Alter setzen sich Menschen verstärkt damit auseinander, daß der größte Teil des Lebens hinter ihnen liegt, das Leben häufig nicht mehr so attraktiv erscheint und vermehrt Verlustereignisse auftreten: Themen, die eine traurig machende Komponente beinhalten können, aber nicht müssen.

Traditionelles Wissen über den Verlauf und die Prognose der Depression wurde von Kraepelin (Kraepelin, 1898) begründet, der davon ausging, daß die Prognose des „manisch depressiven Irreseins" günstig sei.

In seiner Untersuchung von 440 Fällen depressiver Erkrankungen hatten 58 Prozent eine Episode, 29 Prozent zwei Episoden und 13 Prozent hatten drei oder mehr Episoden. Allerdings waren weniger als 11 Prozent dieser Patienten über 60 Jahre und weniger als 2 Prozent dieser Patienten über 70 Jahre alt. Seitdem sind mehrere Verlaufsuntersuchungen der Depression im höheren Lebensalter durchgeführt und publiziert worden, wobei man lange davon ausgegangen war, daß depressive Erkrankungen im höheren Lebensalter häufiger als in jüngeren Jahren anzutreffen sind. Neuere Ergebnisse weisen jedoch auf niedrigere Prävalenzraten zwischen 1 Prozent und 9 Prozent hin (Copelandet et al., 1987, Henderson et al., 1993;Kivela et al., 1988; Helmchen et al., 1996). Allerdings finden sich in repräsentativen Bevölkerungsstichproben älterer Menschen wesentlich häufiger depressive Symptome, im Gegensatz zur vollen Ausprägung einer depressiven Erkrankung. Das Problem, wann und unter welchen psychischen und körperlichen Symptomkonstellationen im Alter von einer Depression ausgegangen werden muß, kann durch den Einsatz operationalisierter Diagnostik differenziert angegangen werden. So kann der Verlauf einer Erkrankung anhand folgender Parameter beschrieben werden: Alter bei Ersterkrankung, Präsenz oder Abwesenheit von syndromalen Auffälligkeiten vor Beginn der Erkrankung, Dauer der Erkrankung, Anzahl der stattgefundenen Episoden und Wiederherstellungsgrad zwischen den Episoden, Dauer und Schweregrad der aktuellen Episode sowie die Frequenz von Episoden. Bei einem solchen Vorgehen findet sich z. B. eine Prävalenz von 17,8 Prozent nicht näher bezeichneter, jedoch behandlungsbedürftiger depressiver Syndrome neben 9,1 Prozent definierten depressiven Störungen (Helmchen et al., 1996).

Studien aus der ersten Hälfte unseres Jahrhunderts erlauben die wohl genaueste Einschätzung des natürlichen Verlaufes einer depressiven Erkrankung. Etwa die Hälfte der schwer erkrankten Patienten remittierte, wenn auch erst nach langer Krankheitsdauer von im Mittel 9 Monaten, unabhängig vom Lebensalter (Dunner, 1985)

Eine Meta-Analyse seit 1950 publizierter Studien - also nach Einführung der trizyklischen Antidepressiva und der Elektrokrampftherapie (EKT) - über insgesamt 990 depressive Patienten über 60 Jahre zeigte, daß 25 Prozent der über mehr als zwei Jahre beobachteten Patienten trotz Therapie dauerhaft krank blieben (Cole, 1990). Der überwiegende Anteil hatte einen rezidivierenden Verlauf, bei weiteren 25 Prozent konnte eine Heilung erreicht werden.

Nachfolgend sollen die in Tabelle 1 genannten longitudinal angelegten Feldstudien zur Prävalenz und zum Verlauf depressiver Erkrankungen im Alter genauer dargestellt werden.

	Kivelä et al. (1991) 1235	Copeland Et al. (1992) 1070	Henderson et al. (1997) 1045
Depression	264	107	31
Alter	60+	65+	70+
Länge Follow-up	15 Monate	3 Jahre	3,6 Jahre
Diagnostische Kriterien	DSM-III *1	AGECAT *2	CIE *3/ ICD-10
Nicht depressiv	109	41	8
Depressiv	13 (Rückfall) 95 (chronisch)	32	4
Verstorben	29	23	8

Tab.1: Die Prognose depressiver Erkrankungen in epidemiologischen Studien.

**1 Major Depression und Dysthymia (DSM-III);*
**2 "Case-Level": entspricht einer behandlungbedürftigen depressiven Erkrankung nach DSM-III;*
**3 Depressive Episode (ICD-10)*

Kivelä et al. (1988) untersuchten 85 Prozent der gesamten Bevölkerung über 65 Jahre von Äthari in Finnland. Als „screening instrument" wurde die „Zung Self-Rating Depression Scale (ZSDS)" verwendet. In einer nächsten Stufe erfolgte eine klinische Untersuchung aller "Hochscorer" sowie einer randomisierten „Kontrollgruppe", die zur Stellung klinischer Diagnosen, gemäß DSM-III führte. Die Diagnose einer Major Depression wurde bei 2,6 Prozent aller Männer und 4,5 Prozent aller Frauen gestellt. Weitere 2 Prozent erfüllten die Kriterien einer atypischen Depression. Eine Dysthymia wurde bei 17 Prozent der Männer und 23 Prozent der untersuchten Frauen diagnostiziert.

Fünfzehn Monate später erfolgte eine Nachuntersuchung der 42 Personen, die zum ersten Zeitpunkt die Kriterien einer Major Depression erfüllten und der 199, die an einer Dysthymia erkrankten. In der Major Depression-Gruppe waren zu diesem Zeitpunkt 45 Prozent der Personen frei von depressiven Erkrankungen, 14 Prozent waren verstorben und weitere 14 Prozent entwickelten eine Demenz. In der Dysthymie-Gruppe ergaben sich entsprechend Werte von 40 Prozent, 10 Prozent und 3 Prozent.

Copeland et al. (1987) untersuchten 1070 Personen, deren Adressen über Allgemeinärzte in Liverpool in einem randomisierten Vorgehen gezogen worden sind, mit dem GMS-A Interview. Psychiatrische Diagnosen wurden mit dem „AGECAT"-Computer-Programm generiert. AGECAT erstellt - basierend auf DSM-III Algorithmen - die Diagnose einer neurotischen Depression in 2 Abstufungen und die Diagnose einer endogenen, „psychotischen" Depression in 3 Abstufungen. Im Rahmen der Wiederholungsuntersuchung nach 3 Jahren zeigte sich, daß 23 Prozent der Patienten, die an einer endogenen Depression litten, verstorben waren, von den übrigen waren 31 Prozent zum Zeitpunkt der follow-up Untersuchung depressiv erkrankt und 13 Prozent waren subdiagnostisch depressiv.

Henderson et al. (1997) untersuchten 1045 Personen, einer nach Alter und Geschlecht stratifizierten Stichprobe aus Canberra und Queanbeyan. Das „Canberra Interview for the Elderly" (CIE) umfaßt die ICD-10- Algorithmen der depressiven Episode. Von den zum ersten Untersuchungszeitpunkt diagnostizierten depressiven Personen waren nach 3,6 Jahren 21 Prozent verstorben und 20 Prozent auch zum zweiten Zeitpunkt depressiv erkrankt. Subklinische Depressionen sind in dieser Publikation nicht erwähnt.

Eine retrospektive Studie von hospitalisierten Patienten, zu denen auch Altenheimbewohner gehören, dokumentierte den 1-Jahres Verlauf von Patienten, die aufgrund des Alters - über 65 (N = 56) oder unter 65 Jahre (N = 24) - dichotomisiert wurden (Meats et al., 1991). Entgegen den Erwartungen der Untersucher ergab sich sogar eine signifikant bessere Prognose für die ältere Gruppe (gesund: 68 Prozent vs. 50 Prozent und depressiv: 16 Prozent vs. 41 Prozent)

Eine vergleichbar angelegte Studie von Blazer (1987) ergab zumindest keine unterschiedliche Prognose (Cut-Off: 60 Jahre). Die nicht als depressiv erkrankt eingestuften älteren Patienten hatten jedoch zu einem höheren Prozentsatz einzelne, persistierende depressive Symptome (59 Prozent zu 43 Prozent). Nach dieser Studie ist die Wahrscheinlichkeit einer vollständigen Remission in jüngeren Jahren jedoch größer.

Das Problem der Studien an hospitalisierten Patienten jedoch ist, daß sie die wahre Proportion von Patienten mit einer guten Prognose unterschätzen, da Patienten, die stationär behandelt werden, häufig nicht Ersterkrankte sind. Daher sind bei der Beurteilung der Prognose depressiver Erkrankungen auch Feldstudien hinzuzuziehen. Aber auch diese weisen im Vergleich zunächst eine relativ große Variabilität auf. Dies liegt neben der Definition der Einschlußkriterien unter anderem an der Koinzidenz bzw. Überlappung „somatischer" Symptome einer Depression mit den Symptomen tatsächlich vorhandener somatischer Erkrankungen. Während nach gängigen Kriterien somatische Symptome zur Diagnose einer Depression nicht primär herangezogen werden dürfen, ist eine klare Trennung in der Praxis oft nicht zu erreichen. Hinzu kommt, daß die ICD-10 ausdrücklich zwischen depressiven Episoden mit oder ohne dem Vorhandensein eines somatischen Syndroms unterscheidet. Auch ist die Chronifizierung einer aktuellen depressiven Episode im Alter schwerer zu diagnostizieren, da im Sinne einer Doppeldepression häufig eine akute depressive Episode in Kombination mit einer Dysthymia assoziiert ist.

Die meisten klinischen Studien zeigten, daß mehr als 70 Prozent der älteren Patienten, die an einer Major Depression leiden und antidepressiv behandelt werden, remittieren, sofern sie ausreichend lange eine ausreichende Dosierung eines Antidepressivums erhalten haben. Reynolds et al. (1996) berichtete, daß mit der Anwendung von kombinierter Pharmakotherapie und Interpersoneller Psychotherapie Response-Raten von 80 Prozent bei sonst gesunden älteren Patienten erreicht werden können. Sogar in Langzeit-Studien von therapieresistenten Depressionen bei älteren Patienten zeigte sich, daß 15 Monate nach Behandlung durch Antidepressiva oder EKT 47 Prozent klinisch gebessert waren; vier Jahre später ist dieser Anteil sogar auf 71 Prozent angestiegen (Stoudemire et al., 1993).

Personen, die an einer Dysthymia erkrankt sind, haben entsprechend den DSM- oder ICD- Diagnosekriterien zumindest eine seit zwei Jahren bestehende Symptomatik und somit auch einen mehr chronischen Verlauf und eine schlechtere Prognose als Patienten, die an einer Major Depression leiden.

VERLAUF

Der Verlauf einer Erkrankung kann anhand folgender Parameter beschrieben werden: Alter bei Ersterkrankung, Präsenz oder Abwesenheit von subsyndromalen Auffälligkeiten vor Beginn der Erkrankung, Dauer der Erkrankung, Anzahl der stattgefundenen Episoden und Wiederherstellungsgrad zwischen den Episoden, Dauer und Schweregrad der aktuellen Episode sowie die Frequenz von Episoden.

Ein Beispiel für die Bedeutung des Alters bei Ersterkrankung ist, daß es bei bipolaren Störungen einen Unterschied gibt in Abhängigkeit davon, ob der Beginn der Erkrankung im frühen oder späteren Leben stattfand. Eine spätere Erstmanifestation ist im Alter mit häufigeren Krankheitsphasen assoziiert (Goodwin and Jamison, 1990).

Wir wissen auch, daß Patienten mit bipolaren oder major depressiven Störungen, die eine schlechte interepisodische Wiederherstellung haben, ein höheres Risiko haben, einen chronischen Verlauf zu entwickeln (Keller et al., 1992).

ZUM EINFLUSS DER THERAPIE AUF VERLAUF UND PROGNOSE

Nach Untersuchungen der Weltbank verursachen psychische Störungen etwa 18 Prozent der gesamten Gesundheitskosten eines Landes. Davon entfällt auf die depressive Erkrankung mit 17 Prozent der höchste Kostenanteil. Zudem ist bekannt, daß etwa 40 Prozent aller Patienten trotz Bestehens einer behandlungsbedürftigen Depression keinen Arzt aufsuchen. Von denen, die wegen ihrer Beschwerden einen Arzt konsultieren, werden allerdings nur etwa 30-50 Prozent vom Allgemeinarzt mit der Diagnose einer depressiven Störung versehen und von diesen lediglich 30 Prozent spezifisch antidepressiv behandelt (Keller et al., 1986; Linden et al., 1996; Sartorius et al., 1996; Üstün und Satorius, 1998).

Alle großen Feldstudien haben übereinstimmend den alarmierenden Befund ergeben, daß lediglich fünf bis 20 Prozent aller Studienteilnehmer, die nach DSM-III-R die Kriterien einer Major Depression erfüllen, überhaupt eine spezifische antidepressive Therapie erhalten.

Da bei älteren Patienten häufig Beschwerden als gegeben hingenommen werden und eine affektive Verstimmung, Lebensüberdruß und Hoffnungslosigkeit als zum Alter zugehörig gesehen werden, stellt das Nichterkennen depressiver Störungen, die in der Altersgruppe der über 65-jährigen mit 9,1 Prozent eine vergleichbare Häufigkeit wie in den jüngeren Jahrgängen aufweisen (Helmchen et al., 1996), in diesem Patientenklientel ein besonderes Problem dar. Insofern ist es notwendig, die stattfindende Auseinandersetzung damit, daß das Leben häufig nicht mehr so attraktiv erscheint und vermehrt Verlustereignisse auftreten, auch als Ausdruck einer Depression in Betracht zu ziehen (siehe auch den Beitrag von Kurz).

Darüber hinaus hat die nicht adäquate Behandlung affektiver Störungen eine erhöhte Suizidrate zur Folge (Isacsson et al., 1992; Rich and Isacsson, 1997). Von den 786.000 Suiziden weltweit jährlich (Murray and Lopez 1996) wurden schätzungsweise 60 Prozent von Patienten mit depressiven Störungen verübt (Greenberg and Fink, 1992).

Dem entgegen stehen mittlerweile ausdifferenzierte und effektive Therapiemethoden, die bei der Behandlung depressiver Erkrankungen heutzutage zur Anwendung gelangen könnten (Elkin et al., 1989; Arzneimittelkommission der deutschen Ärzteschaft, 1997)

Die meisten klinischen Studien zeigten, daß mehr als 70 Prozent der älteren Patienten, die an einer Major Depression leiden und antidepressiv behandelt werden, remittieren, sofern sie ausreichend lange eine ausreichende Dosierung eines Antidepressivums erhalten haben. Reynolds et al. (1996) berichtete, daß mit der Anwendung von kombinierter Pharmakotherapie und interpersoneller Psychotherapie Responseraten von 80 Prozent bei sonst gesunden älteren Patienten erreicht werden können. Sogar in Langzeit-Studien von therapieresistenten Depressionen bei älteren Patienten zeigte sich, daß 15 Monate nach Behandlung mit Antidepressiva oder EKT 47 Prozent klinisch gebessert waren; vier Jahre später ist dieser Anteil sogar auf 71 Prozent angestiegen (Stoudemire, 1993).

VERLAUFSMODULIERENDE FAKTOREN

Die Erfolgsaussichten einer antidepressiven Therapie werden durch bestimmte Faktoren gemindert, die insbesondere im Alter gehäuft auftreten. Hierzu zählen vorangegangene depressive Episoden, eine vorbestehende Dysthymie, akute wie chronische somatische Erkrankungen, die Anzahl der eingenommenen Medikamente, Hilfsbedürftigkeit und kritische Lebensereignisse wie schwere Krankheit oder Verlust einer nahestehenden Person (Baldwin and Tomenson, 1995)

Die Prognose wird begünstigt durch ein adäquates soziales Netzwerk (Gorge et al., 1989).

Nicht adäquate Behandlung depressiver Störungen führt neben dem subjektiven Leid für die Betroffenen u. a. zu erhöhten Kosten durch unspezifische Behandlung, mehr Praxisbesuchen und nicht notwendigen diagnostischen Maßnahmen. Es wird geschätzt, daß 66 Prozent der nicht als depressiv diagnostizierten und daher nicht adäquat behandelten Patienten mehr als 6 Arztbesuche pro Jahr bei einem Allgemeinarzt nach sich ziehen. Dem behandelnden Allgemeinarzt tragen diese Patienten somatische Beschwerden vor, die letztlich Ausdruck der nicht erkannten Depression sind (Katona, 1995).

MORTALITÄT

Die in den zitierten Studien gefundene jährliche Mortalitätsrate depressiver älterer Patienten liegt bei 12 Prozent und ist damit gegenüber der Allgemeinbevölkerung erhöht.

Brodaty et al. (1993) ermittelten in ihrem 3,8 Jahres follow-up eine Mortalitätsrate von 17 Prozent, was einer jährlichen Rate von 4,5 Prozent entsprechen würde. Für fast den gleichen Zeitraum geben Henderson et al. (1997) eine etwas höhere Mortalitätsrate von 6 Prozent jährlich an. In den genannten Studien erfolgte allerdings keine Kontrolle der körperlicher Morbidität, die bei depressiven älteren Patienten überdurchschnittlich erhöht ist. So konnte in vielen Feldstudien die erhöhte Mortalität depressiver Teilnehmer auf gleichzeitig vorhandene akute oder chronische Erkrankungen zurückgeführt werden (Thomas et al., 1992, Copeland et al., 1992, Fichter et al., 1995). Andere Untersuchungen zeigten jedoch auch unter

Berücksichtigung körperlicher Erkrankungen einen Zusammenhang zwischen depressiver Erkrankungen und Mortalität auf. So konnten Ganzini et al. (1997) im Rahmen einer follow-up Studie an institutionalisierten Kriegs-Veteranen zeigen, daß sowohl der Schweregrad somatischer Erkrankungen als auch eine vorhandene depressive Erkrankung allein das Mortalitätsrisiko beeinflußte.

Auch die Ergebnisse von Rovner (1993) - erhoben an Heimbewohnern - sowie die Daten der ECA Studie (Bruce et al., 1994) deuten darauf hin, daß eine depressive Erkrankung ein unabhängiger Risikofaktor für eine erhöhte Mortalität ist.

SUIZIDALITÄT

Das Verhältnis zwischen Suizidversuch und Suizid verschiebt sich im Alter in Richtung Suizid. Die Suizidsterblichkeit im Alter folgt dem sogenannten Ungarischen Muster, wonach das Suizidrisiko mit zunehmendem Alter ansteigt.

In Deutschland betragen die Suizidraten 114 pro 100000 unter den sehr alten Menschen (> 90 Jahre) und 22 pro 100000 unter den sehr alten Frauen. Im Vergleich dazu sind die Suizidraten für die Personen zwischen 45 und 50 Jahre 30 pro 100000 und 12 pro 100000 unter den Frauen in dieser Altersgruppe.

In den letzten 30 Jahren hat es hinsichtlich der Suizidsterblichkeit eine Veränderung zwischen Frauen und Männern gegeben. Während in den 50er Jahren 30 Prozent aller von Frauen begangenen Suizide von Frauen über 65 Jahre vollzogen wurden, sind es in den 90er Jahren mehr als 60 Prozent, d. h. es wurde eine Verdoppelung der Suizidraten in dieser Altersgruppe beobachtet (Schmidtke and Weinacher, 1994).

Somit gilt heutzutage, daß jeder 2. Suizid von einer über 60jährigen Frau vollzogen wird. Damit nähert sich die Suizidsterblichkeit von Frauen und Männern im höheren Alter mehr und mehr an.

GRUNDSÄTZLICHES ZUR THERAPIE AFFEKTIVER ERKRANKUNGEN BEI ÄLTEREN MENSCHEN

Affektive Störungen treten unabhängig vom Alter als Einzelepisoden, als andauernde Symptomatik oder auch als rezidivierende affektive Störung mit sowohl depressiven als auch manischen Phasen auf. Sie sind insbesondere bei älteren Menschen gekennzeichnet durch eine hohe Morbidität, ein hohes Suizidrisiko und eine Vielzahl von psychologischen und sozialen Folgeproblemen. Das primäre Ziel bei der ärztlichen Therapie von älteren Patienten mit affektiven Störungen ist daher die Behandlung der akuten depressiven und manischen Episode sowie deren Prävention. Andere wichtige Ziele sind die Wiederherstellung der sozialen Funktionsfähigkeit, die Stabilisierung der Stimmungslage zwischen den Episoden und die Reduzierung des hohen Sterblichkeitsrisikos, häufig verursacht durch Suizid.

Bei der Behandlung depressiver Störungen sollten von Beginn an Behandlungsstrategien geplant werden, die in Form einer operationalisierten, gestuften antidepressiven Therapie Anwendung finden können. Gerade zur Behandlung affektiver Störungen im Alter ist ein solches sequentielles Vorgehen von Bedeutung, da das geplante Umsetzen und die Abfolge von Behandlungsschritten eine Therapieresistenz verhindern können (Helmchen, 1990; Guscott and Grol, 1991; Linden, 1995).

Nach der diagnostischen Klassifikation eines Patienten stellt sich bei der Therapieauswahl insbesondere bei älteren Patienten die Frage, ob Wahnsymptomatik oder Suizidalität vorliegt. Danach erfolgen die Definition des Therapieziels und die Anwendung von Kontrollinstrumenten, beispielsweise der Einsatz einer Fremdbeurteilungsskala zur psychopathologischen Verlaufskontrolle (Stieglitz and Ahrens, 1994). Die Therapie der ersten Wahl sollte ein bewährtes und wissenschaftlich belegtes Therapieverfahren bzw. ein bei der Indikation etabliertes Antidepressivum sein, bei Non-Response können Kombinationen bis hin zu experimentellen Therapieformen gewählt werden. Wenn das Therapieziel nicht in einer angemessenen Zeit erreicht wird, muß geprüft werden, ob die Behandlung adäquat durchgeführt wurde und wie sie ggf. intensiviert oder modifiziert werden kann. Auch sollte die Diagnose nochmals sorgfältig geprüft werden.

Auch wenn bei depressiven Erkrankungen im Alter grundsätzlich die gleichen Therapiestrategien wie bei jüngeren Erwachsenen angewandt werden, gibt es einige Besonderheiten, v. a. aufgrund möglicher Beeinträchtigungen der Metabolisierung von Psychopharmaka sowie aufgrund möglicher kognitiver Defizite.

Ältere Patienten sind für Nebenwirkungen antidepressiver Medikamente empfänglicher. Häufig bestehen auch kardiale oder neurologische Vor- oder Begleiterkrankungen. Viele Patienten erhalten gleichzeitig weitere Medikamente aufgrund internistischer Erkrankungen, die zu Arzneimittelinteraktionen führen können. Die im Alter häufig verzögerte renale und hepatische Elimination beeinflußt die Pharmakokinetik. Eine zuverlässige Medikamenteneinnahme kann bei diesen Patienten durch kognitive Defizite oder durch eine skeptische Einstellung gegenüber ärztlichen Maßnahmen in Frage gestellt sein. Notwendig sind in diesen Zusammenhang einfache Verordnungen oder Einnahmehilfen (Wochendosetten). Medikamente, die mehrmals am Tag genommen werden müssen und auf verschiedene Tabletten verteilt sind, gehen gerade bei älteren Patienten mit einer geringeren Compliance einher (siehe auch die Beiträge von Laux und Ziegler).

So ist gerade bei älteren Patienten eine gründliche und gut verständliche Aufklärung über die geplante Behandlung erforderlich. Neben den unerwünschten Wirkungen sollte auch auf die typische Wirklatenz aufmerksam gemacht werden. Es gibt Hinweise darauf, daß Trizyklika bei älteren Patienten einen verzögerten depressionslösenden Wirkeintritt - erst nach sechs bis acht Wochen - haben (Georgotas et al., 1987).

Einige anticholinerge oder sedierende Nebenwirkungen treten nur initial auf, so daß nach einigen Tagen eine Dosissteigerung möglich wird.

Je nach Depressions-Subtyp lassen sich für ältere Patienten die in Tab. 2 dargestellten Antidepressiva-Präferenzen aufstellen.

Syndrom	Antidepressiva der 1. Wahl
Zwanghafte Depression	Clomipramin, SSRI
Wahnhafte Depression	Zusätzlich hochpotente Neuroleptika, Trimipramin
„Atypische Depression" Dysthymie	MAOH (RIMA) SSRI
Suizidales Syndrom	SSRI, ggf. Sedativum (z. B. Lorazepam)
Panikstörung	SSRI, MAOH (RIMA)
Saisonale Depression	Lichttherapie

Tab. 2: Übersicht über Zielsyndrome und geeignete Antidepressiva

Ältere Patienten haben häufiger unerwünschte Nebenwirkungen auf TCA und sind durch diese auch stärker gefährdet. Der bedeutsamste Faktor ist möglicherweise, daß ältere Patienten leichter stürzen, aufgrund des geminderten Barorezeptorreflexes und stärker durch Stürze gefährdet sind, aufgrund altersassozierter osteoporotischer Knochenveränderungen (Campbell, 1991). Die anticholinergen Nebenwirkungen werden weiterhin für die Beeinträchtigung der kognitiven Leistungsfähigkeit verantwortlich gemacht.

Die Bioverfügbarkeit von Trizyklika ist im Alter erhöht. Somit liegt die Anfangsdosis je nach Präparat zwischen 25 und 75mg/Tag. Ausreichende Plasmakonzentrationen stellen sich oft schon bei 75mg/Tag ein.

Den Selektiven Serotonin-Rückaufnahme-Inhibitoren (SSRI) fehlen anticholinerge und antialpha-adrenerge Eigenschaften. Sie sind deshalb auch bei kardiovaskulär vorgeschädigten Patienten in der Regel problemlos einsetzbar. Jedoch gibt es andere Nebenwirkungen, die zum Absetzen zwingen können, insbesondere Übelkeit, Diarrhoen, Unruhe/Agitiertheit, Kopfschmerzen, Gewichtsabnahme und gelegentlich sexuelle Enthemmung (s. auch die Beiträge von Kasper und Ziegler).

Das zentrale Serotonin-Syndrom ist eine seltene Komplikation, das durch psychomotorische Erregung, zunehmende Bewußtseinstrübung, erhöhten Muskeltonus, Myoklonien und Zittern gekennzeichnet ist. Dieses potentiell lebensbedrohliche Syndrom wurde vor allem bei Kombination von SSRI mit MAO-Hemmern bzw. bei ungenügendem zeitlichen Abstand zwischen der Verordnung dieser beiden Medikamente beobachtet.

Die Elektokrampftherapie ist bei Therapieresistenz, besonders bei schwerer wahnhafter Depression, wenn eine akute vitale Gefährdung des Patienten besteht, eine wichtige, in ihrer Wirksamkeit gut belegte Behandlungsoption. Es gibt Hinweise darauf, daß die EKT im höheren Lebensalter sogar eine höhere Responserate von 80 Prozent hat (Wilkinson et al., 1998). Die häufigste unerwünschte Nebenwirkung der EKT ist eine anterograde Amnesie, die sich innerhalb von längstens 6 Monaten zurückbildet. Eine sich ebenfalls zurückbildende retrograde Amnesie kann in seltenen Fällen für bestimmte Ereignisse in der Zeitspanne ein bis zwei Wochen vor der EKT bestehen bleiben (Benbow, 1989).

SCHLAFENTZUG

Schlafentzug sollte bei Unverträglichkeit für Medikamente, bei einem charakteristischen melancholischen Typus der Depression (mit Früherwachen, Morgentief etc.) oder bei vorherrschenden Schlafstörungen durchgeführt werden. Während mit Medikamenten eine dauerhafte Remission zu erzielen ist, hält der gute Anfangserfolg eines Schlafentzugs oft jedoch nicht an. Um den therapeutischen Effekt aufrechtzuerhalten, wird empfohlen, an die Nacht des Schlafentzugs sieben Nächte mit Schlafphasenvorverlagerung anzuschließen. Dabei geht der Patient am Tag nach dem Schlafentzug bereits um 17 Uhr schlafen und wird um 24 Uhr wieder geweckt. In der folgenden Nacht wird die Schlafzeit um jeweils eine Stunde nach hinten verschoben, bis die übliche Schlafzeit wieder erreicht ist (Berger et al. 1997).

INDIKATION FÜR EINE REZIDIVPROPHYLAXE

Aufgrund des erhöhten Rezidivrisikos bei Depressionen im höheren Lebensalter ist die Indikation für eine Lithiumprophylaxe besonders sicher, wenn es zum erstmaligen Auftreten einer Phase im höheren Lebenalter gekommen ist. Aufgrund der im Alter erhöhten Neurotoxizität von Lithium sollte der Spiegel im unteren therapeutischen Bereich gehalten werden (Müller-Oerlinghausen et al., 1997). Zudem ist belegt, daß Lithium bei suizidgefährdeten Patienten eine suizidprotektive Wirkung hat (Ahrens et al., 1995).

MERKSÄTZE FÜR DIE PRAXIS

1. Unter Berücksichtigung relevanter Einflußvariablen unterscheidet sich der Verlauf der depressiven Erkrankung im Alter nicht vom Verlauf im jüngeren Lebensalter.

2. Relevante Faktoren sind somatische Erkrankungen, ein erhöhtes Komorbiditätsrisiko und kritische Lebensereignisse wie Tod des Partners, Vereinsamung und Einschränkung der Mobilität mit entsprechender Einschränkung der Lebensqualität in der täglichen Aktivität.

3. Untersuchungen belegen, daß im Langzeitverlauf von Depressionen in über 60 Prozent der Fälle bei adäquater Therapie eine Gesundung zu erwarten ist.

4. Die Therapie affektiver Erkrankung bei älteren Menschen ist grundsätzlich nicht unterschiedlich, wenn auch gerade im Alter die Nebenwirkungen besonderer Beachtung bedürfen.

Literatur

Ahrens, B., Müller-Oerlinghausen, B.,Schou, M., Wolf, T., Alda, M., Rof, E., Grof, P., Lenz G. *(1995): Excess cardiovascular and suicide mortality may be reduced by lithium-prophylaxis. J Affect Disord, 33: 67-75.*

Arzneimittelkommission der Deutschen Ärzteschaft *(1997): Empfehlungen zur Therapie der Depression, Arzneiverordnung in der Praxis, 8.*

Baldwin, R. C., Tomenson, B. *(1995): Depression in later life. A comparison of symptoms and risk factors in early and late onset cases. Br.J.Psychiatry, 167: 649-652.*

Benbow, S. M. *(1989): The role of electroconvulsive therapy in the treatment of depressive illness in old age. Br.J. Psychiatry, 155:147-52: 147-152.*

Berger, M., Vollmann, J., Hohagen, F., Konig, A., Lohner, H., Voderholzer, U., Riemann, D. *(1997): Sleep deprivation combined with consecutive sleep phase advance as a fast-acting therapy in depression: an open pilot trial in medicated and unmedicated patients. Am.J.Psychiatry, 154: 870-872.*

Blazer, D. *(1987): Major depression with melancholia: a comparison of middle-aged and elderly adults. J.Am.Geriatr.Soc., 35: 927-932.*

Brodaty, H., Harris, L., Peters, K., Wilhelm, K., Hickie, I., Boyce, P., Mitchell, P., Parker, G., Eyers, K. *(1993): Prognosis of depression in the elderly. A comparison with younger patients. Br.J.Psychiatry, 163: 589-596.*

Bruce, M.L.,Leaf, P.J., Rozal, G.P., Florio, L., Hoff, R.A. *(1994): Psychiatric status and 9-year mortality data in the New Haven Epidemiologic Catchment Area Study. Am.J.Psychiatry, 151: 716-721.*

Campbell, A.J. *(1991): Drug treatment as a cause of falls in old age. A review of the offending agents. Drugs Aging, 1: 289-302.*

Cole, M.G., *(1990): The prognosis of depression in the elderly. Can.Med.Assoc.J., 143: 633-639.*

Copeland, J.R., Davidson, I.A., Dewey, M.E., Larkin, B.A., Mc William, C., Saunders, P.A., Scott, L.R., Sharma, V., Sullivan, C.. *(1992): Alzheimer's Disease, Other Dementias, Depression and Pseudodementia: Prevalence, Incidence and Three-Year Outcome in Liverpool. Br.J.Psychiatry, 161: 230-239.*

Copeland, J.R., Dewey, M. E., Wood, N., Searle, R., Davidson, I.A., Mc William, C. *(1987): Range of mental illness among the elderly in the community. Prevalence in Liverpool using the GMS-AGECAT package. Br.J.Psychiatry, 150: 815-823.*

Cross national Collaborative Group *(1992): The changing rate of major depression. Cross-national comparisons. JAMA, 268: 3098-3105.*

Dunner, D. L. *(1985): Affective disorder: clinical features, in Psychiatry in: Clinical features in Psychiatry. JB Lipincott Philadelphia,PA, pp. 59-60*

Elkin, I., Gibbons, R.D., Shea, M.T., et al. *(1989): Treatment of Depression Collaborative Program: general effectiveness of treatments. Arch.Gen.Psychiatry, 46: 471-482.*

Fichter, M.M., Bruce, M.L., Schroppel, H., Meller, I., Merkangas, K. *(1995): Cognitive impairment and depression in the oldest old in a German and in U.S. communities. Eur.Arch.Psychiatry Clin.Neurosci., 245: 319-325.*

Ganzini, L., Smith, D.M., Fenn, D.S., Lee, M.A *(1997): Depression and mortality in medically ill older adults. J.Am.Geriatr.Soc., 45: 307-312.*

Georgotas, A., Mc Cue, R.E., Copper, T., Chang, I., Mir, P., Welkowitz, J. *(1987): Clinical predictors of response to antidepressants in elderly patients. Biol.Psychiatry, 22: 733-740.*

Goodwin, F.K., Jaminson, K.R. *(1990): Manic depressive Illness. University Press New York Oxford.*

Gorge L.K., Blazer, D.G., Hughes, D.C., et al. *(1989): Social support and the outcome of major depression. Br.J.Psychiatry, 154: 478-485.*

Greenberg, L., Fink, M. *(1992): The use of electroconvulsive therapy in geriatric patients. Clin.Geriatr.Med., 8: 349-354.*

Guscott, R., Grof, P. *(1991): The clinical meaning of refractory depression: a review for the clinician. Am.J.Psychiatry, 148: 695-704.*

Helmchen, H. *(1990): Gestuftes Vorgehen bei Resistenz gegen Antidepressiva-Therapie in: Therapieresistenz unter Antidepressiva-Behandlung. Springer Berlin, Heidelberg, pp. 237-250*

Helmchen, H., Baltes, M.M. Geiselmann, B., Kanowsski, S. Linden, M., Reischies, F.M., Wagner, M., Wilms, H.U. *(1996): Psychische Erkrankungen im Alter in: Die Berliner Altersstudie. Akademie Verlag Berlin, pp. 185-219*

Henderson, A.S., Jorm, A.F., Mackinnon, A., Christensen, H., Scott, L.R., Korten, A.E., Doyle, C. *(1993): The prevalence of depressive disorders and the distribution of depressive symptoms in later life: a survey using Draft ICD-10 and DSM-III-R. Psychol.Med., 23: 719-729.*

Henderson, A.S., Korten, A. E., Jacomb, P.A., Mackinnon, A.J. *(1997): The course of depression in the elderly: a longitudinal community-based study in Australia. Psychol.Med., 27: 119-129.*

Isacsson, G., Boethius, G., Bergman, U. *(1992): Low level of antidepressant prescription for people who later commit suicide: 15 years of experience from a population-based drug database in Sweden. Acta Psychiatr.Scand., 85: 444-448.*

Katona, C. *(1995): Rationalizing antidepressants for elderly people. Int.Clin.Psychopharmacol., 10 Suppl 1: 37-40.*

Keller, M.B., Lavori, G.L., et al. *(1986): Low levels and lack of predictors of somatotherapy and psychotherapy recieved by depressed patients. Arch.Gen.Psychiatry, 43: 458-466.*

Keller, M.B., Lavori, P.W., Mueller, T.I., Endicott, J., Coryell, W., Hirschfeld, R. M., Shea, T. *(1992): Time to recovery, chronicity, and levels of psychopathology in major depression. A 5-year prospective follow-up of 431 subjects. Arch.Gen.Psychiatry, 49: 809-816.*

Kivela, S.L., Pahkala, K., Laippala, P. *(1988): Prevalence of depression in an elderly population in Finland. Acta Psychiatr.Scand., 78: 401-413.*

Klerman, G.L. *(1989): Depressive disorders. Further evidence for increased medical morbidity and impairment of social functioning. Arch.Gen.Psychiatry, 46: 856-858.*

Kraepelin, E. *(1898): Das manisch-depressive Irresein in: Psychiatrie. Ein Lehrbuch für Studierende und Ärzte. Barth Leipzig, pp.*

Linden, M. *(1995): Sequentielle Therapiestrategien bei der Behandlung symptomresistenter Depressionen in: Behandlungsstrategien bei therapieresistenten Depressionen. Georg Thieme Verlag Stuttgart, pp. 44-52*

Linden, M., Maier, W., Achberger, M., Herr, R., Helmchen, H., Benkert, O. *(1996): Psychiatric diseases and their treatment in general practice in Germany. Results of a World Health Organization (WHO) study. Nervenarzt, 67: 205-215.*

Meats, P., Timol, M., Jolley, D. *(1991): Prognosis of depression in the elderly. Br.J.Psychiatry, 159: 659-663.*

Murray, Ch. J., Lopez, A.D. *(1996): The global burden of disease. World Health Organization*

Müller-Oerlinghausen, B., Greil, W., Berghöfer, A. *(1997): Die Lithiumtherapie. Springer Berlin, Heidelberg, New York.*

Reynolds, C.F.3., Frank, E., Kupfer, D.J., Thase, M.E. Perel, J.M., Mazumdar, S., Houck, P.R. *(1996): Treatment outcome in recurrent major depression: a post hoc comparison of elderly ("young old") and midlife patients. Am.J.Psychiatry, 153: 1288-1292.*

Rich, C.L., Isacsson, G. *(1997): Suicide and antidepressants in south Alabama: evidence for improved treatment of depression. J.Affect Disord., 45: 135-142.*

Rovner, B.W. *(1993): Depression and increased risk of mortality in the nursing home patient. Am.J. Med., 94: 19S-22S.*

Sartorius, N., Üstün, T.B., Lecrubier, Y., Wittchen, H.U. *(1996): Depression comorbid with anxiety: results from the WHO study on psychological disorders in primary health care. Br.J.Psychiatry Suppl., 38-43.*

Schmidtke, A., Weinacker, B. *(1994): Suizidalität in der Bundesrepublik und den einzelnen Bundesländern: Situation und Trends. In: Heinrich, M., Wedler, H., Wolfersdorf, M. (Hrsg), Suizidprophylaxe. Theorie und Praxis, Jg. 21 Heft 1: 1 4-16.*

Stieglitz, R.-D., Ahrens, B. *(1994): Fremdbeurteilung in: Psychodiagnostik psychischer Störungen. Enke Stuttgart, pp. 79-94*

Stoudemire, A., Hill, C.D., Morris, R., Lewison, B.J. *(1993): Long-term outcome of treatment-resistant depression in older adults. Am.J.Psychiatry, 150: 1539-1540.*

Thomas, C., Kelman, H.R., Kennedy, G.J., Ahn, C., Yang, C.Y.*(1992): Depressive symptoms and mortality in elderly persons. .J.Gerontol., 47: S80-7.*

Üstün, T.B., Sartorius, N. *(1998): Mental Illness in General Health Care: An International study. John Wiley & Sons New York.*

Wilkinson, A.M., Anderson, D.N., Peters, S. *(1998): Age and the effect of ECT. Int. J. Geriat. Psychiat., 8: 401-406.*

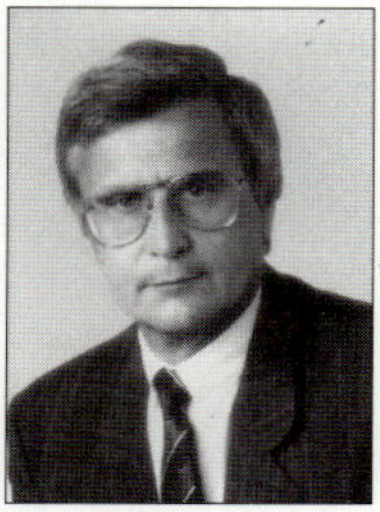

Pharmakodynamik und Pharmakokinetik der Antidepresiva im Alter

Professor Dr. Walter E. Müller, Pharmakologisches Institut, Biozentrum Universität Frankfurt

Alte Patienten als wichtige Zielgruppe

In den vorangegangenen Kapiteln konnte gezeigt werden, daß auch im Alter depressive Störungen häufig sind und mit Antidepressiva behandelt werden müssen. Ältere bzw. alte Patienten stellen damit eine wichtige Zielgruppe für die Anwendung der unterschiedlichen Antidepressiva dar. Die besondere Bedeutung älterer Patienten beim Einsatz von Antidepressiva spiegelt sich aber nur unzureichend in der wissenschaftlichen Literatur wieder, wo Informationen über die Besonderheiten der therapeutischen Verwendung bei dieser wichtigen Patientengruppe nur sporadisch auftauchen. Dies ist umso bedauerlicher, da zur Therapie bei älteren Patienten mit Antidepressiva im allgemeinen, besonders aber in Deutschland, immer noch trizyklische Antidepressiva favorisiert werden, bei denen mit besonderen Problemen bei alten Patienten gerechnet werden muß. Damit diese Schwierigkeiten der Pharmakotherapie depressiver Störungen älterer Patienten nicht dazu führen, daß eher nicht antidepressiv behandelt wird (was leider häufig der Fall ist) oder daß mit viel zu niedrigen Dosen therapiert wird (was noch häufiger der Fall ist), sondern damit Antidepressiva auch beim alten Patienten adäquat angewendet werden können, ist eine gute Kenntnis der pharmakodynamischen und pharmakokinetischen Besonderheiten bei den alten Patienten, unter besonderer Berücksichtigung der Antidepressiva, eine wichtige Voraussetzung. Ziel des vorliegenden Artikels ist es daher, einen Überblick über die grundlegenden Mechanismen zu geben, die zur Veränderung von Wirkqualität und Wirkdauer von Antidepressiva bei alten Patienten führen können und welche therapeutischen Konsequenzen aus diesen Veränderungen gezogen werden müssen. Dieses Ziel ist mit der Hoffnung verbunden, daß ältere Patienten bei der Behandlung mit Antidepressiva nicht unnötigerweise vermeidbaren, unerwünschten Arzneimittelwirkungen ausgesetzt werden, daß sie aber andererseits auch nicht aus unbegründeter Angst vor eventuellen Nebenwirkungen der Antidepressiva einer Therapie mit diesen Substanzen nicht zugeleitet werden.

WIE WIRKEN ANTIDEPRESSIVA?

Praktisch alle Antidepressiva wirken über einen Eingriff in die zentrale noradrenerge und/oder serotonerge Neurotransmission (Abb. 1). Der wichtigste Mechanismus ist hierbei die Hemmung der präsynaptischen Wiederaufnahme durch Bindung an die dort lokalisierten Transportproteine. Wiederaufnahmehemmer unterschiedlicher Selektivität findet man praktisch in allen Gruppen neuerer und älterer Antidepressiva (Tab. 1 und 2). Durch die Hemmung dieses wichtigen Inaktivierungsmechanismus kommt es zumindest initial zu einem vermehrten Angebot der Neurotransmitter an der Synapse und zu einer verstärkten Rezeptoraktivierung. Dieser Effekt führt dann zu adaptiven Veränderungen auf der Ebene der Rezeptorgekoppelten Signaltransduktionsmechanismen (z.B. ß-Down-Regulation, Abnah-

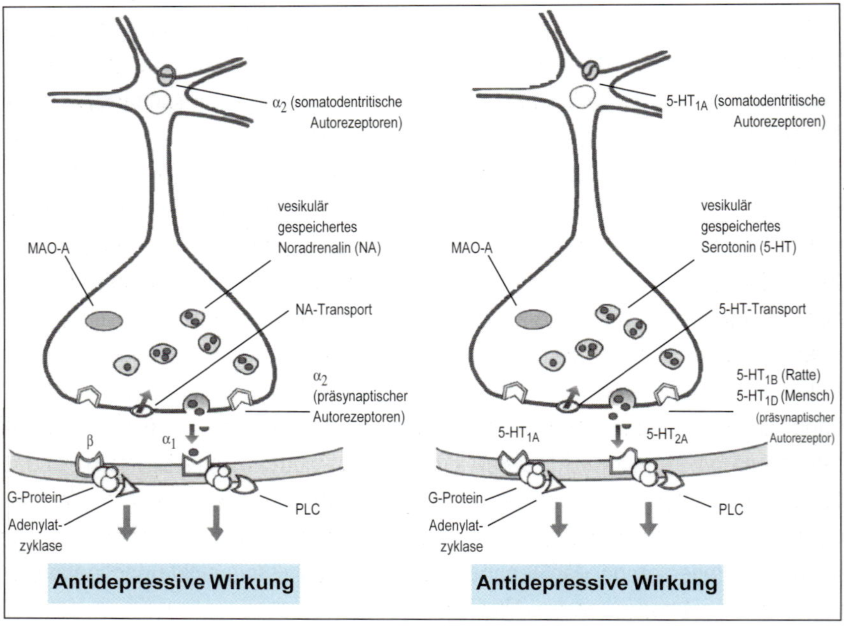

Abb. 1: Effekte verschiedener Antidepressiva-Gruppen an noradrenergen und serotonergen zentralen Synapsen.

me von Dichte und/oder Funktionalität zentraler ß-Rezeptoren) und damit zur eigentlichen antidepressiven Wirkung, wobei adaptive Veränderungen und Ausbildung der antidepressiven Wirkung am Patienten in etwa den gleichen Zeitverlauf zeigen.

Aber auch die anderen für Antidepressiva bekannten Wirkmechanismen sind im wesentlichen mit zentralen noradrenergen und serotonergen Synapsen assoziiert. Hemmstoffe des intraneuronal, aber auch extraneuronal lokalisierten Enzyms Monoaminoxidase-A führen über einen verminderten Abbau beider Neurotransmitter ebenfalls zu einem erhöhten synaptischen Angebot. Neben dem alten, unselektiven und irreversiblen MAO-Hemmer Tranylcypromin, der heute nur noch bei Spezialindikationen verordnet wird, ist hier im wesentlichen die neuere Substanz Moclobemid zu nennen, ein reversibler selektiver MAO-A-Hemmer, der gut verträglich ist und deshalb auch gut bei älteren Patienten eingesetzt werden kann.

Ein weiteres Wirkprinzip ist die Hemmung inhibitorischer präsynaptischer α_2-Autorezeptoren an der noradrenergen Synapse durch die Substanzen Mianserin und Mirtazapin. Durch eine Blockade dieses Bremsmechanismus kommt es zu einem vermehrten Angebot von Noradrenalin an der Synapse. Mirtazapin zeigt im Gegensatz zu Mianserin darüber hinaus noch eine über diesen Mechanismus vermittelte indirekte Aktivierung der serotonergen Neurotransmission, so daß dieser selektive zentrale α_2-Antagonist beide Neurotransmittersysteme (Abb. 1) aktiviert. Die Bedeutung des noradrenergen bzw. serotonergen Systems für die Wirksamkeit der in den Tab. 1 und 2 dargestellten Antidepressiva läßt sich aus dem Selektivitätsfaktor ablesen. Bei Selektivitätsfaktoren >1 zeigt die Substanz eine Präferenz für die serotonerge Neurotransmission, bei Selektivitätsfaktoren deutlich <1 ist die Substanz selektiv für die noradrenerge Neurotransmission.

Während die unterschiedlichen biochemischen Angriffspunkte für die globale antidepressive Wirksamkeit der in den Tab. 1 und 2 dargestellten Substanzen eher keine Rolle spielen (die globale Wirksamkeit ist eher gleich), lassen sich aus fehlender bzw. vorhandener Selektivität für beide Transmitteraufnahmesysteme Häufigkeiten von, aus diesen Wirkungsmechanismen zu erklärenden, unerwünschten Arzneimittelwirkungen ableiten (Tab. 3).

	NA-Aufnahme	5-HT-Aufnahme	5-HT-Selektivität	H_1-Rezeptor	M-Rezeptor	α_1-Rezeptor	α_2-Rezeptor	5-HT_2-Rezeptor
Amitriptylin	14	84	0.17	1	10	24	940	18
Clomipramin	28	5	5.6	31	37	38	>1000	54
Desipramin	0.6	180	0.003	60	66	100	>1000	350
Dosulepin	34	110	0.3	3.6	25	470	2400	258
Doxepin	18	220	0.08	0.2	23	24	>1000	27
Imipramin	14	41	0.3	37	46	32	>1000	150
Lofepramin	2	2400	0.001	360	67	100	2700	200
Maprotilin	7	>1000	0.002	2	570	90	>1000	120
Nortriptylin	2	154	0.01	6	37	55	>1000	41
Trimipramin	510	>1000	0.02	0.3	58	24	680	32
Viloxazin	170	>1000	0.01	>1000	>>1000	>1000	>>1000	>1000
Mianserin	42	>1000	0.01	0.4	820	34	73	7
Mirtazapin	>1000	>1000	—	0.5	500	500	10	5
Nefazodon	200	180	1	800	>1000	140	>1000	32
Trazodon	5000	190	26	350	>>1000	36	490	7

***Tab. 1:** Inhibitionskonstanten in nmol/l wichtiger Antidepressiva für die Hemmung der neuronalen Wiederaufnahme von Noradrenalin und Serotonin und ihre Rezeptorprofile. Das 5HT Selektivitäts-Verhältnis gibt an, um wieviel die Substanz die Serotonin-Aufnahme stärker als die Noradrenalin-Aufnahme hemmt. Dargestellt sind ältere tri- und tetrazyklische Substanzen und die beiden neuen Substanzen Mirtazapin und Nefazodon.*

	NA-Aufnahme	5-HT-Aufnahme	5-HT-Selektivität	H_1-Rezeptor	M-Rezeptor	α_1-Rezeptor	α_2-Rezeptor	$5\text{-}HT_2$-Rezeptor
Citalopram	>1000	1	3076	470	>1000	>1000	>1000	>1000
Fluoxetin	143	14	10	>1000	590	>1000	>1000	280
Fluvoxamin	500	7	71	>1000	>1000	>1000	>1000	>1000
Paroxetin	33	0.7	47	>1000	110	>1000	>1000	>1000
Sertralin	220	3	73	>1000	630	380	>1000	>1000
Venlafaxin	210	39	5	>1000	>1000	>1000	>1000	>1000
Reboxetin	8	1000	0.008	>1000	>1000	>1000	>1000	>1000

***Tab. 2:** Inhibitionskonstanten in nmol/l wichtiger Antidepressiva für die Hemmung der neuronalen Wiederaufnahme von Noradrenalin und Serotonin und ihre Rezeptor-profile. Das 5HT Selektivitäts-Verhältnis gibt an, um wieviel die Substanz die Serotonin-Aufnahme stärker als die Noradrenalin-Aufnahme hemmt. Dargestellt sind die bei uns erhältlichen SSRI, der Serotonin- und Noradrenalin-Wiederaufnahme-Hemmer Venlafaxin und der spezifische Noradrenalin-Wiederaufnahme-Hemmer.*

Neben diesen für die antidepressive Wirksamkeit primär relevanten Effektes beeinflussen die in Tab. 1 und 2 dargestellten neueren und älteren Antidepressiva auch noch in unterschiedlichem Maß als Antagonisten eine Reihe zentraler peripherer Neurorezeptoren. Diese zusätzlichen Eigenschaften sind für die antidepressive Wirksamkeit eher unbedeutend, begründen aber die z.T. erheblichen unerwünschten Arzneimittelwirkungen (UAW) gerade der älteren tri- und tetrazyklischen

Wiederaufnahmesysteme		
NA-Wiederaufnahme	-	Verstärkung der Effekte von Sympathomimetika
	-	Tachykardie
	-	Blutdrucksteigerung, Blutdrucksenkung
	-	Unruhe,Tremor
	-	Erektions- bzw. Ejakulationsstörungen
5 HT-Wiederaufnahme	-	Gastrointestinale Störungen, Übelkeit, Erbrechen
	-	Unruhe, Schlafstörungen
	-	EPS (?)
	-	Appetitminderung, Gewichtsabnahme
	-	Kopfschmerzen
	-	Sexuelle Funktionsstörungen
Neurorezeptoren		
M-	-	trockener Mund
	-	verschwommenes Sehen, Akkomodationsstörungen
	-	Sinustachykardie
	-	Verstopfung
	-	Harnretention, Miktionsstörungen
	-	Gedächtnisstörungen
H_1	-	Sedation, Müdigkeit, Schläfrigkeit
	-	Verstärkung anderer zentral dämpfender Substanzen
	-	Gewichtszunahme (?)
α_1	-	Orthostase, RR ↓
	-	Schwindel, Benommenheit, Sedation
	-	Reflextachykardie (+α_2-Blockade?)
	-	Verstärkung der Wirkung anderer α_1-Blocker
D_2	-	EPS
	-	Prolaktin ↑
	-	sexuelle Funktionsstörungen
5-HT_2	-	Appetitzunahme, Gewichtszunahme
	-	RR ↓
5-HT_3	-	Antiemetische Wirkung
	-	Anxiolyse (?)

Tab. 3: Pharmakologische Eigenschaften als Ursache von unerwünschten Arzneimittelwirkungen (UAW)

Substanzen, die deren Anwendung bei älteren Patienten so problematisch machen. Welche UAWs man welchen rezeptorantagonisierenden Eigenschaften zuordnen kann, zeigt Tab. 3. Anhand der relativen Affinitäten zu den einzelnen biochemischen Systemen (Tab. 1 und 2, wo kleine Zahlen hohe Affinität bedeuten) lassen sich zu erwartende unerwünschte Arzneimittelwirkungen sehr gut abschätzen. Wichtig ist es zu wissen, daß auch die älteren Substanzen nicht in jedem Fall gleich zu bewerten sind, sondern daß man auch hier eine Nebenwirkungsreduktion durch die adäquate Wahl der jeweiligen älteren Substanz erzielen kann. Fürchtet man z.B. besonders die anticholinergen Effekte, so sind Desipramin und Nortryptilin besser geeignet als Amitryptilin und Clomipramin, da ihre Affinität zu zentralen Muskarinrezeptoren in Relation zu ihren Affinitäten zu den Aufnahmesystemen sehr viel geringer ist.

Der große Vorteil der spezifischen Serotonin-wiederaufnahmehemmenden Substanzen (SSRI) (Tab. 2), der besonders auch für deren Anwendung bei älteren Patienten von großer Bedeutung ist, ist das Fehlen jeglicher rezeptorblockierender Eigenschaften. Bei den SSRIs, bei dem dualen Wiederaufnahmehemmer Venlafaxin und bei dem spezifischen Noradrenalin-Wiederaufnahmehemmer Repoxitin ist nur mit den über die jeweiligen Mechanismen zu erklärenden unerwünschten Arzneimittelwirkungen zu rechnen (Tab. 3) und nicht mit UAWs basierend auf rezeptorantagonisierenden Eigenschaften (Tab. 3).

Alle neueren selektiven Wiederaufnahmehemmer, aber auch schon einige der noch rezeptoraktiven Substanzen ohne trizyklische Grundstruktur, haben noch einen weiteren extremen Vorteil in ihrer Anwendung bei älteren Patienten. Viele der trizyklischen Substanzen sind, pharmakologisch gesehen, auch Antiarrhythmika der Klasse 1A, d.h. Hemmstoffe schneller Natriumkanäle mit anticholinergen Eigenschaften. Diese pharmakologischen Eigenschaften können nicht nur die Wirkung anderer Antiarrhythmika verstärken, sondern sie können vor allen Dingen auch bei älteren Patienten im Falle schon geringer Überdosierungen zu erheblichen Überleitungsstörungen führen und sind vor allen Dingen Grund der hohen Kardiotoxizität der älteren trizyklischen Antidepressiva. Hier muß man sich immer vergegenwärtigen, daß schon der Bedarf dieser älterer Substanzen für eine Woche eine potentiell lebensbedrohliche Dosis darstellt. Suizide mit Antidepressiva sind leider auch heute noch relativ häufig.

Während man früher mit dem „Kielholzschema“ versucht hat, die Vielzahl der Antidepressiva über drei Dimensionen zu differenzieren, unterscheidet man heute die zur Verfügung stehenden Antidepressiva nur noch nach vorhandener oder praktisch nicht vorhandener, zusätzlicher sedierender bzw. schlafanstoßender Eigenschaft. Diese Effekte sind unabhängig von der antidepressiven Wirksamkeit aller Substanzen, da der mit der Depression verbundene schlechte Schlaf von allen Antidepressiva über die positiven Effekte auf das depressive Syndrom normalisiert wird. Sedierende Eigenschaften von Antidepressiva sind immer dann besonders stark, wenn die Substanzen auch potente Histamin-H_1-Rezeptorantagonisten und ggf. auch α_1-Rezeptorantagonisten darstellen. Während Sedierung in der Initialphase der Therapie eine erwünschte Begleitwirkung sein kann, ist sie bei längerdauernder Therapie meist eine störende, unerwünschte Arzneimittelwirkung, die vor allen Dingen auch bei älteren Patienten zu erheblichen Problemen, bis zur erhöhten Sturzneigung mit Frakturgefahr, führen kann (Ray et al., 1987).

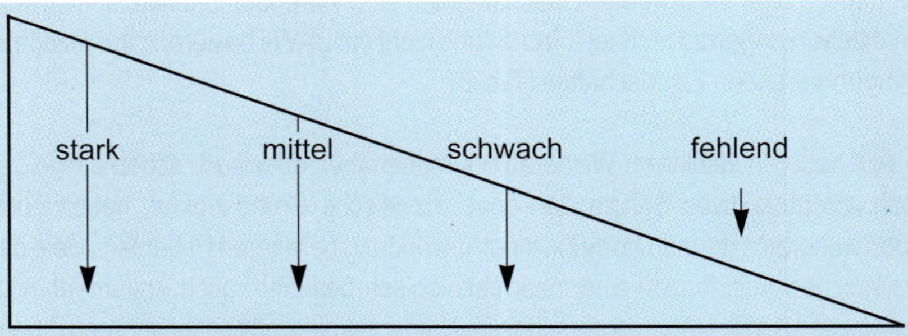

Amitriptylin	Clomipramin	Citalopram	Moclobemid
Amitriptylinoxid	Imipramin	Desipramin	Tranylcypromin
Dosulepin	Lofepramin	Dibenzepin	
Doxepin	Maprotilin	Fluoxetin	
Mianserin	Nefazodon	Fluvoxamin	
Mirtazapin		Nortriptylin	
Trazodon		Paroxetin	
Trimipramin		Reboxetin	
		Sertralin	
		Venlafaxin	
		Viloxazin	

Tab. 4: Initiale Sedierungspotenz der Antidepressiva

Auch die in den letzten Jahren in Deutschland bei älteren Patienten gerne eingesetzten Johanniskrautextraktpräparate (z.B. Jarsin®, Neuroplant forte®, u.v.a.) wirken antidepressiv über eine Hemmung der Noradrenalin- und Serotonin-Wiederaufnahme (Müller et. al. 1998). Hierfür ist hauptsächlich der Wirkstoff Hyperforin verantwortlich. Die gute Verträglichkeit ist möglicherweise über die zusätzliche Hemmung weiterer Wiederaufnahmesysteme (Dopamin, GABA, L-Glutamat) zu erklären.

ALTERSSPEZIFISCHE VERÄNDERUNGEN DER PHARMAKODYNAMIK

Mit zunehmendem Alter ist das Gehirn nicht nur neuroanatomischen Veränderungen unterworfen, wie Schrumpfung der Nervenzellen und Abnahme ihrer Zahl, Abnahme der Synapsendichte und Zunahme der Liquorräume, sondern es kommt darüber hinaus zu Veränderungen vieler biochemischer und physiologischer Parameter der Neurotransmission, wie Rezeptordichte, Rezeptorfunktionalität, Transmitterkonzentrationen und signalbedingte Freisetzung von Transmittersubstanzen. Es würde den Rahmen des vorliegenden Artikels deutlich überschreiten, die altersbedingten Veränderungen für antidepressive Effekte relevanter zentraler Transmittersysteme detailiert zu beschreiben. Dafür sei auf andere Übersichten verwiesen (Sunderland 1992; Abernethy et al. 1992; Müller 1997; Amenta et al. 1991). Hier sei nur festgehalten, daß diese Veränderungen meist sehr komplex sind und in den meisten Fällen nicht erlauben, eine eindeutige Zuordnung zu treffen, ob die Aktivität des betreffenden Systems im Alter generell erhöht oder erniedrigt ist. So sieht man zwar

1. Abnahme der α- und β-Rezeptordichte bzw. -funktion
   (Freilich and Weiss, 1983; Greenberg and Weiss, 1979; Kalaria et al., 1989)
2. Abnahme der 5-HT1- und 5-HT2-Rezeptordichte
   (Marcusson et al., 1984a und b; Wang et al., 1984)
3. Abnahme der ß-Rezeptorplastizität
   (Greenberg and Weiss 1979; de Blasi et al., 1986)
4. Zunahme von Imipraminbindungsstellen
   (Rapp et al., 1987)

***Tab. 5:** Altersbedingte Veränderungen von Parametern der zentralen noradrenergen und serotonergen Neurotransmission.*

im Bereich der zentralen noradrenergen Neurotransmission eine Abnahme von Rezeptordichte und Rezeptorfunktionalität (α- und ß-Rezeptoren), aber auch eine Zunahme der Konzentration von Noradrenalin und seiner Metaboliten im Gehirn (Sunderland, 1992) (Tab. 5). Ähnliches gilt für serotonerge Mechanismen (Tab. 5). Daher ist es nicht verwunderlich, daß eine veränderte Empfindlichkeit des Gehirns im Alter für viele Antidepressiva zu beobachten ist. In den meisten Fällen ist hierbei die Empfindlichkeit für Antidepressiva im Alter erhöht, was parallel geht mit der Erfahrung, daß ältere Patienten zum Teil niedrigere Dosen benötigen.

Darüber hinaus sind vor allem die unerwünschten Arzneimittelwirkungen (UAW) im Alter erhöht. Aufgrund der bereits erwähnten Veränderungen im Bereich der zentralen Neurotransmission und ähnlicher Veränderungen im vegetativen Nervensystem, aber auch bedingt durch die häufig vorliegende Multimorbidität alter Patienten muß man immer davon ausgehen, daß diese empfindlicher auf zentrale und periphere UAW's der Antidepressiva reagieren (Sedation, Orthostase, Kardiotoxizität) (Tab. 6).

Bei alten Patienten besonders ausgeprägte UAW's der Antidepressiva	
- **Sedation**	
- **Hypotension, Orthostase**	
- **Kardiotoxizität**	
	Überleitungsstörungen
	Abnahme der Kontraktilität
	(meist erst bei toxischen Dosen)
- **anticholinerge Effekte**	
peripher:	trockener Mund (Probleme mit Prothesen)
	Tachykardie, Obstipation, Miktionsstörungen
	Akkomodationsstörungen (cave: Glaukom)
zentral:	kognitive Störungen, Verwirrtheit
	anticholinerges Delir

Tab. 6: Unerwünschte Arzneimittelwirkungen (UAW's), die im unterschiedlichem Ausmaß bei den einzelnen Substanzen der jeweiligen Psychopharmakagruppe auftreten können und im Alter besonders ausgeprägt sind

Ein besonderer Fall ist die erhöhte Empfindlichkeit älterer Patienten für die anticholinergen Eigenschaften vieler Antidepressiva (Einschränkung kognitiver Leistungsfähigkeit, Verwirrung, Delir bei Überdosierung), die sich durch die ausgeprägte Abnahme verschiedener Mechanismen der cholinergen Neurotransmission erklären läßt (Sunderland, 1992; Müller et al., 1991). Ein Delir kann durch die relative Überdosierung mit einem anticholinergen Antidepressivum ausgelöst werden, aber auch erst durch die additive Wirkung bei Einnahme mehrerer Arzneimittel mit anticholinergen Eigenschaften (Tab. 7) entstehen (siehe auch den Beitrag von Laux).

Antidepressiva	Amitriptylin	Saroten®, Laroxyl®
	Doxepin	Aponal®, Sinquam®
Neuroleptika	Thioridazin	Melleril®
	Clozapin	Leponex®
	u.v.a.	
Parkinsonmittel	Biperiden	Akineton®
	Trihexyphenidyl	Artane®
	u.a.	
Antihistaminika	Promethazin	Atosil®
	Diphenydramin	viele rezeptfreie Schlafmittel
		viele rezeptfreie Grippe- und Hustenmittel
Antiarrhythmika	Chinidin	
	Disopyramid	Norpace®, Rythmodul®

Tab.7: Zusammenstellung wichtiger auch stark anticholinerg wirksamer Medikamente

Während Empfindlichkeitsveränderungen der für die antidepressive Wirksamkeit relevanten Mechanismen der zentralen Neurotransmission häufig nicht so stark ausgeprägt sind, so daß manche ältere Patienten sogar volle Dosen der Antidepressiva für eine ausreichende antidepressive Wirkung benötigen, ist eine erhöhte Empfindlichkeit für die peripheren und zentralen unerwünschten Arzneimittelwirkungen sehr viel häufiger zu beobachten. Die Schere zwischen aufgrund der UAW vertragener und für die antidepressive Wirkung benötigter Dosis, vor allen Dingen in der Initialphase der Therapie, klafft beim älteren Patienten noch weiter auseinander als bei jüngeren Patienten und führt immer wieder dazu, daß aufgrund der erheblichen Nebenwirkungen ältere Patienten mit nicht ausreichenden Dosierungen therapiert werden. Dies ist der Grund, daß bei der Behandlung älterer Patienten mit Antidepressiva heute neuere Substanzen, z.B. aus der Reihe der SSRI, die Mittel der ersten Wahl darstellen sollten (siehe auch die Beiträge von Kasper und Ziegler).

ALTERSSPEZIFISCHE VERÄNDERUNGEN DER PHARMAKOKINETIK

Probleme bei der Anwendung von Antidepressiva an älteren Patienten können aber nicht nur aus Änderungen der Empfindlichkeit zentraler und peripherer neuronaler Systeme entstehen, sondern auch über relevante Veränderungen der Pharmakokinetik. Die wichtigsten pharmakokinetischen Parameter für oral applizierte Arzneimittel und die Richtung ihrer Veränderung beim alten Patienten sind in Tab. 8 dargestellt. Während sich im allgemeinen Mechanismen der Resorption beim älteren Patienten, z.B. duch Abnahme der Säuresekretion oder durch Schädigungen der Mukosa, durchaus relevant verändern können, spielen solche Effekte für die Antidepressiva keine wichtige Rolle. Veränderungen kann man im Einzelfall bei der Plasmaproteinbildung beim alten Patienten sehen, meist bedingt durch die Abnahme der Plasma-Albuminkonzentration oder die Zunahme der Konzentration an sau-

Änderung der Pharmakokinetik bei alten Patienten

— Plasmaproteinbindung
  Albumin ↓
  saures Alpha1-Glycoprotein ↑
— Gewebebindung ↓
— Renale Elimination ↓
— First-pass-Metabolismus ↓
— Bioverfügbarkeit ↑
— Hepatische Elimination ↓

Tab. 8: Die wichtigsten für Psychopharmaka relevanten Veränderungen der Pharmakokinetik beim älteren Patienten. Die Pfeile geben die Richtung der in der Regel zu erwartenden Veränderung an (↑ Zunahme, ↓ Abnahme) (nach Thompson et al., 1983; Müller, 1992). Weitere Erläuterungen sind im Text aufgeführt.

rem Alpha1-Glycoprotein im Alter. Betroffen von diesen Veränderungen sind vor allem trizyklische Substanzen in Abhängigkeit von ihrer spezifischen Bindung an die Arzneimittelbindungsstelle des sauren Alpha1-Glycoprotein-Moleküls (Müller, 1989). Man muß allerdings davor warnen, solche Veränderungen der Plasmaproteinbindung beim alten Patienten isoliert zu betrachten und ihnen allein eine große pharmakokinetische Relevanz zuzuschreiben. Hier muß immer bedacht werden, daß die Plasmaproteinbindung nur einen Teilaspekt der Gesamtpharmakokinetik der Arzneimittel ausmacht (Greenblatt et al., 1982; Müller, 1992).

Ein in diesem Zusammenhang wahrscheinlich wichtigerer pharmakokinetischer Parameter ist die Gewebeproteinbindung. Es ist bekannt, daß in der Regel beim alten Patienten die Muskelproteinmasse abnimmt, während die Menge an Fettgewebe zunehmen kann (Greenblatt et al., 1982). Dies führt zu deutlichen Verschiebungen des Verteilungsmusters bzw. zu Änderungen des Verteilungsvolumens bei vielen Antidepressiva im Alter (Greenblatt et al., 1982).

Die wichtigsten pharmakokinetischen Änderungen bei alten Patienten sind aber in der renalen und hepatischen Elimination zu sehen. Im Alter nimmt die glomuläre Filtrationsrate ab, so daß bei primär renal eliminierten Arzneimitteln parallel zur Abnahme der Kreatinin-Clearance die Eliminationshalbwertszeit zunimmt (wichtiges Beispiel: Digoxin). Bei den Antidepressiva spielt die direkte renale Elimination praktisch keine Rolle. Die einzige Ausnahme ist das Lithium, das ausschließlich renal eliminiert wird und für das eine Verlangsamung der renalen Elimination parallel zur Abnahme der Kreatinin-Clearance bekannt ist.

Die meisten Antidepressiva werden hepatisch eliminiert, d.h. sie werden in der Leber zu einem oder mehreren Metaboliten verstoffwechselt. Da die Stoffwechselkapazität der Leber mit zunehmendem Alter normalerweise meist nachläßt, ist die hepatische Elimination sehr vieler Psychopharmaka im höheren Alter verlangsamt. Dies schlägt sich natürlich auch auf den Sonderfall der hepatischen Elimination, der sogenannten präsystemischen hepatischen Elimination oder den first-pass-Metabolismus nieder, der darauf zurückzuführen ist, daß alle im Magen-Darm-Trakt resorbierten Substanzen, bevor sie den großen Kreislauf erreichen, zunächst über das Pfortadersystem die Leber passieren müssen. Wird eine Substanz in der Leber schon bei dieser ersten Passage zum großen Teil metabolisiert, spricht man von einem ausgeprägten first-pass-Metabolismus. Diese Substanzen zeigen dann eine Bioverfügbarkeit, d.h. eine systemische Verfügbarkeit nach oraler Applikation, die deutlich unter 100 Prozent der verabreichten Dosis liegt. Da die hepatische Elimination und damit auch der first-pass-Metabolismus im Alter nachlassen, kann es im Alter zu einer Zunahme der Bioverfügbarkeit und damit der Plasmaspiegel bei unveränderter Dosis kommen.

Neben diesem Sonderfall der präsystemischen hepatischen Elimination spielt die hepatische Elimination für die terminale Halbwertszeit der meisten Antidepressiva die entscheidende Rolle. Da die terminale Halbwertszeit neben der Dosis für die Höhe des Gleichgewichts-Plasmaspiegels von entscheidender Bedeutung ist, sollen die hepatische Elimination und ihre Altersveränderungen noch etwas detaillierter beschrieben werden.

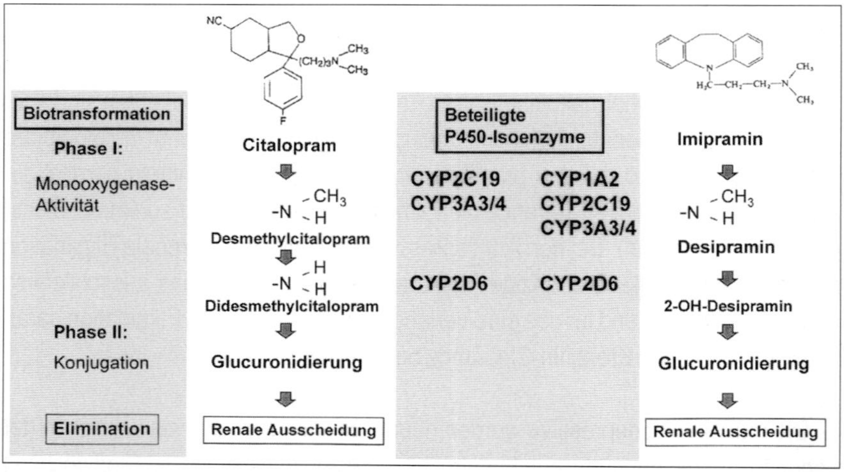

Abb. 2: Schema der wesentlichen hepatischen Eliminationsschritte von Citalopram und Imipramin (Nach Eckert et al. 1998)

Die grundlegenden Mechanismen der hepatischen Elimination sind an den Beispielen der beiden Antidepressiva Citalopram und Imipramin in Abb. 2 dargestellt. Das sehr gut fettlösliche Imipramin muß zunächst in mehreren Schritten des oxidativen Arzneimittelstoffwechsels soweit wasserlöslich gemacht werden, daß es nach Koppelung an aktive Glucuronsäure (Glucoronidierung) über die Nieren ausgeschieden werden kann. An diesen oxidativen Veränderungen sind verschiedene

Phase-1-Reaktionen	Phase-2-Reaktionen
Hydroxylierung N-Desalkylierung Nitro-Reduktion Sulfoxidierung Hydrolyse	Glukuronidierung Sulfatierung Acetylierung
Oft im Alter relevant verlangsamt	Meist im Alter nicht relevant verändert

Tab. 9: Unterteilung der hepatischen Eliminationsprozesse und ihre Veränderung im Alter

Veränderungen der Pharmakokinetik im Alter			
	Plasmaspiegel	$t_{1/2}$ jung vs. alt	Dosisreduktion
Lithium	↑	20 → 40	+++
Amitriptylin	↑	16 → 22	+++
Clomipramin	↑		+++
Desipramin	↑	34 → 75	+++
Doxepin	↑		+++
Imipramin	↑	19 → 24	+++
Maprotilin	↑	30 → 22	+++
Nortriptylin	↑	27 → 40	+++
Trimipramin	↑		+++

Tab. 10: Pharmakokinetik der tri- und tetrazyklischen Antidepressiva im Alter (Angaben für $t_{1/2}$ in h)

Isoenzyme der Cytochrom P450-Reihe (sogenannte mischfunktionelle Oxidasen) beteiligt, die die Schritte vom Imipramin zum Desipramin und zum 2-Hydroxy-Desipramin vermitteln. Diese als sogenannte Phase-1 bezeichneten Reaktionen führen über den wirksamen Metaboliten Desipramin zu dem weniger stark wirksamen Metaboliten 2-Hydroxy-Desipramin. In ähnlicher Weise wird der SSRI Citalopram schrittweise demethyliert, um dann in einer sogenannten Phase-2-Reaktion mit aktiver Glukoronsäure gekoppelt und erst damit renal eliminierbar zu werden. Phase-1-Reaktionen, wie sie in Tab. 9 noch einmal zusammengefaßt sind, führen zu direkten chemischen Veränderungen des Grundmoleküls und hängen sehr stark von der hepatischen Aktivität ab, die im Alter oft deutlich eingeschränkt ist. Die sogenannten Phase-2-Reaktionen, also zum Beispiel die Koppelung mit aktiver Glukoronsäure, reagieren weniger empfindlich auf Veränderungen der Leberfunktion und sind bei alten Patienten meist noch nicht beeinträchtigt. Aus den Kenntnissen über die Bedeutung der einzelnen Schritte des hepatischen Metabolismus läßt sich

Veränderungen der Pharmakokinetik im Alter			
Substanz	Plasmaspiegel	$t_{1/2}$	Dosisreduktion
5. Sertralin	—	—	—
1. Citralopram	↑	—	+
2. Fluoxetin	↑	—	+
3. Fluvoxamin	—	—	—
4. Paroxetin	↑	—	+
5. Venlafaxin	—	—	(+)
6 Reboxetin	(↑)	—	(+)
1. Mirtazapin	—	—	(+)
3. Nefazodon	↑	↑	+
2. Moclobemid	—	—	—

Tab. 11: Veränderungen der Pharmakokinetik im Alter bei verschiedenen neuen Antidepressiva im Vergleich zu jüngeren Patienten. Bei den meisten ist die terminale Eliminationsgeschwindigkeit im Alter nicht relevant verändert. Trotz einer Tendenz zu etwas höheren Plasmaspiegeln muß daher aus pharmakokinetischen Gründen beim älteren Patienten die Dosis nur geringfügig verändert werden (nach Moltke et al., 1993; Preskorn, 1993).

damit schon ableiten, ob bei einer bestimmten Substanz im Alter mit einer deutlichen Eliminationsverzögerung gerechnet werden muß, oder ob dies eher nicht der Fall ist. Bei den trizyklischen Antidepressiva, die sehr stark über das Cytochrom P450-System hepatisch verändert werden müssen, ist in den meisten Fällen die hepatische Elimination (die metabolische Umwandlung) eher verlangsamt (Tab. 10) (Leinonen and Ylitalo, 1991).

Daß bei den Trizyklika die altersbedingten Veränderungen (Tab. 10) nicht so bedeutsam sind, liegt daran, daß die interindividuelle Variabilität der hepatischen Eliminationsmechanismen schon bei jüngeren Patienten sehr stark ist, so daß die zusätzliche, altersbedingte relativ geringe Veränderung darüber hinaus keine so große Rolle mehr spielt. Beim jungen wie auch beim alten Patienten muß die Dosierung einschleichend und nebenwirkungsgeleitet vorgenommen werden. Altersbedingte Veränderungen der hepatischen Metabolisierung tragen aber bei trizyklischen Antidepressiva zusammen mit den wichtigeren pharmakodynamischen Empfindlichkeitsveränderungen sicher dazu bei, daß viele ältere Patienten in der Regel initial mit geringeren Dosen als jüngere auskommen. So liegt z.B. für viele Trizyklika die empfohlene Startdosis für alte Patienten bei 10 mg bis 25 mg.

Im Unterschied zu den klassischen trizyklischen Antidepressiva, bei denen man meist im Alter eine Verlangsamung der Elimination sieht, werden bei den neuen spezifischen Serotoninwiederaufnahmehemmern (SSRIs) die pharmakokinetischen Eigenschaften im Alter kaum verändert (Tab. 11), bzw. ergibt sich nur bei einigen Substanzen ein leicht erhöhter Plasmaspiegel (Leonard, 1995; Eckert et al., 1997 und 1998). Da auch die Empfindlichkeit für die Nebenwirkungen der neuen Substanzen im Alter nicht so zunimmt, ist eine Dosisreduktion unter die minimale Erwachsenendosis meist nicht erforderlich.

VERLANGSAMTE ELIMINATION FÜHRT ZU HÖHEREN PLASMASPIEGELN

Bei multipler Dosierung, also bei Langzeittherapie, wird die Höhe des sich einstellenden mittleren Plasmaspiegels von der Dosis und von der Eliminations-Halbwertszeit der Substanz determiniert. Im Mittel rechnet man damit, daß sich bei gleichbleibender Dosierung das Fließgleichgewicht nach ca. fünf Eliminations-Halbwertszeiten einstellt (s. Abb. 2). Jede Änderung der Eliminations-Halbwertszeit einer bestimmten Substanz wird damit zu einer bedeutsamen Determinante des Gleichgewichts-Plasmaspiegels. Das heißt, eine Verlangsamung der Eliminations-Halbwertszeit von 24 auf 48 Stunden führt in dem in Abb. 2 angegebenen Beispiel zu einer Verdoppelung des Gleichgewichts-Plasmaspiegels. Parallel damit ist zu beobachten, daß sich der Zeitpunkt, an dem das "steady-state" oder das Fließgleichgewicht erreicht ist, in beiden Fällen parallel zur Verlängerung der Eliminations-Halbwertszeit herausschiebt. Während die Höhe des Gleichgewichts-Plasmaspiegels durch eine entsprechende Dosisreduktion wieder korrigiert werden kann, gibt es keine Möglichkeit, den Zeitfaktor dementsprechend zu korrigieren, daß sich die Fließgleichgewichtseinstellung bei alten Patienten genauso schnell

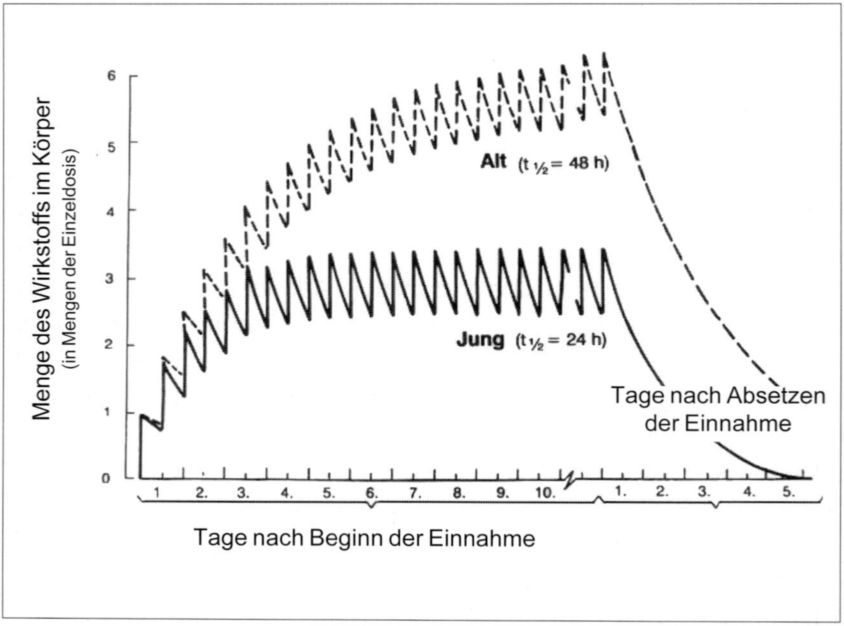

Abb. 3: Verlauf des Plasmaspiegels eines Medikaments nach Beginn der Einnahme einer fixen Tagesdosis (2 x täglich, 12 h Intervall) bei einem jungen Patienten mit einer hepatischen Eliminationshalbwertszeit (t 1/2) des Medikaments von 24 h und bei einem alten Patienten mit einer Verlängerung von t 1/2 auf 48 h. Beim alten Patienten wird durch die gleiche Dosierung ein doppelt so hoher Plasmaspiegel als beim jungen Patienten erreicht. Darüberhinaus ist beim alten Patienten die Zeit bis zur Einstellung des Fließgleichgewicht verdoppelt (ca. 10 Tage im Vergleich zu 5 Tagen beim jungen Patienten) und auch die Zeit erhöht, die nach Absetzen der Einnahme benötigt wird, bis der Plasmaspiegel sich auf annähernd auf Null eingestellt hat.

ausbildet wie bei jüngeren Patienten. Dies erklärt, warum man beim alten Patienten zwar durch eine entsprechende Dosisreduktion durchaus die gleichen Plasmaspiegel erreichen kann wie bei jungen Patienten, warum man aber im Einzelfall länger abwarten muß, bis sich bei multipler Dauerdosierung das der Dosis entsprechende Fließgleichgewicht eingestellt hat. Dies gilt analog für die Zeit bis zur Einstellung eines neuen Fließgleichgewichts bei Dosisänderungen (Erhöhung, Reduktion).

Zusammengefaßt kann man davon ausgehen, daß der wesentlichste, im Alter veränderte, pharmakokinetische Parameter der Antidepressiva die verlängerte Eliminationshalbwertszeit ist. Sie ist von pharmakokinetischer Seite her der Hauptgrund dafür, daß alte Patienten oft bei fehlender Dosisreduktion mit „normalen Dosen" überdosiert sind, oder daß alte Patienten für eine optimale Wirkung, besonders der älteren Antidepressiva, eine deutlich geringere durchschnittliche Tagesdosis benötigen als junge Patienten.

ALLGEMEINE THERAPEUTISCHE ASPEKTE

Die wesentlichen Kernpunkte der im vorliegenden Artikel dargelegten Ausführungen sind in Tab. 12 zusammengefaßt. Bei den meisten Antidepressiva müssen wir heute davon ausgehen, daß Veränderungen der Pharmakokinetik und Veränderungen der pharmakodynamischen Empfindlichkeit des zentralen Nervensystems synergistisch dazu führen, daß der ältere Patient wesentlich empfindlicher auf erwünschte, aber vor allem auch auf unerwünschte Wirkungen reagieren kann. Dies hat zur Folge, daß im Falle einer fehlenden Dosisreduktion der ältere Patient einer stärkeren Wirkung und vor allen Dingen stärkeren und häufigeren unerwünschten Wirkungen des Medikaments ausgesetzt ist. Dies erklärt, warum die individuelle Dosis des älteren Patienten sorgfältig bestimmt werden muß und warum in der Regel die von älteren Patienten benötigte mittlere Tagesdosis deutlich unter der jüngerer Patienten liegt. Leider bedeutet dies im Einzelfall nicht immer, daß alle älteren Patienten mit deutlich niedrigeren Dosen auskommen. Im Einzelfall muß auch beim älteren Patienten der zur Verfügung stehende Dosisbereich voll ausgenutzt werden (Lohr et al., 1992; Alexopoulos, 1992; Rockwell et al., 1988). Allerdings sollte man beim älteren Patienten mit geringeren Dosen beginnen und man sollte die zeitlichen Intervalle zwischen den einzelnen Dosissteigerungen aus den dargestellten Günden verlängern. Richtlinien zur Dosierung sind auch beim älteren Patienten eine ausgewogene Balance zwischen erwünschten und unerwünschten Arzeimittelwirkungen.

Die erhöhte Empfindlichkeit älterer Patienten auf Psychopharmaka durch die synergistische Wirkung veränderter pharmakokinetischer und pharmakodynamischer Parameter im Alter führt darüber hinaus auch dazu, daß ältere Patienten empfindlicher auf Arzneimittelinteraktionen reagieren können. Besonders zu erwähnen sind hierbei die additiven Effekte gleichgerichtet wirksamer Substanzen, wie es am Beispiel der durch Arzneimittel bedingten deliranten Zustände gezeigt wurde, bei denen auch neueren Untersuchungen zur Folge ältere Patienten überproportional häufig betroffen sind.

Veränderte Pharmakokinetik und -dynamik

1) Änderungen der Verteilung und Elimination führen häufig zu höheren Plasmaspiegeln bei normaler Dosierung

2) Biochemische Veränderungen im ZNS führen meist zu einer erhöhten pharmakodynamischen Wirkung. Im Einzelfall kann es aber auch zu einer Wirkungsabschwächung kommen.

Folgen

1) Meist stärkere therapeutische Wirkungen sowie häufigere und stärkere unerwünschte Arzneimittelwirkungen bei nicht geänderter Dosis

2) Notwendigkeit der Dosisanpassung und langsamere Dosissteigerungen

3) Höhere Empfindlichkeit für Arzneimittelinteraktionen, besonders bei additiven Effekten gleichgerichtet wirksamer Substanzen (z.B. mehrere Substanzen mit sedativer oder anticholinerger Wirkung)

Tab. 12: Allgemeine Veränderungen der Pharmakokinetik und Pharmakodynamik von Antidepressiva im Alter und ihre Bedeutung für die praktische Therapie

Die bisherigen Ausführungen gelten hauptsächlich für die älteren tri- und tetrazyklischen Substanzen, bei denen die UAW hauptsächlich von pharmakologischen Eigenschaften ausgelöst werden, die für die antidepressive Wirkung nicht relevant sind. Im Gegensatz zu den älteren Substanzen ist bei vielen der neueren Antidepressiva (z.B. den SSRI) eine starke Dosisanpassung nicht notwendig, sondern es kann meist bei guter Verträglichkeit mit der niedrigsten empfohlenen therapeutischen Dosis gearbeitet werden.

Aber auch einige der neueren Antidepressiva sind im Bereich relevanter Arzneimittelinteraktionen nicht ganz frei von Problemen (Tab. 13 und 14). Durch Hemmung bestimmter P450-Isoenzyme (Tab. 13) können einige Produkte den Metabolismus von Substanzen beeinflussen, die über das jeweilige Isoenzym relevant metabolisiert werden. Dies kann zu erhöhten Plasmaspiegeln der jeweiligen Substanz führen, verbunden mit verstärkter Wirkung bzw. mit einer Zunahme von unerwünschten oder sogar toxischen Wirkungen. Daß dies bei den meist älteren Patienten mit Multimorbidität und der damit verbundenen Einnahme von meist mehreren Arzneimitteln problematisch sein kann, liegt auf der Hand. Glücklicherweise kann man mittels der guten Charakterisierung der Interaktionen (Tab. 13) dasjenige Antidepressivum wählen, das mit dem Metabolismus der anderen Substanzen (Tab. 14) nicht interferiert. Unter der für geriatrische Patienten wichtigen Gruppe der SSRI weisen das Sertralin und besonders das Citalopram ein besonders günstiges Interaktionsprofil auf (Tab. 13).

	Cytochrome P450-Isoenzym				
Substanz	**1A2**	**2C9**	**2C19**	**2D6**	**3A**
Fluoxetin	+	++	+ bis ++	+++	+
Norfluoxetin	+	++	+ bis ++	+++	++
Sertralin	+	+	+ bis ++	+	+
Desmethylsertralin	+	+	+ bis ++	+	+
Paroxetin	+	+	+	+++	+
Fluvoxamin	+++	++	+++	+	++
Citalopram	+	o	o	o	o
Desmethylcitalopram	o	o	o	+	o
Nefazodon	o	o	o	o	+++
Hydroxynefazodon	o	o	o	o	+++
Venlafaxin	o	o	o	o	o
Mirtazapin	o	o	o	+	o

Tab. 13: Hemmung wichtiger Cytochrom P450-Isoenzyme durch neuere Antidepressiva
o = keine oder nicht relevante Hemmung; +, ++, +++ = geringe, mäßige, starke Hemmung

CYP1A2	CYP2C19	CYP2C9/10	CYP2D6		CYP3A3/4		
Substrate							
SSRI *Fluvoxamin?*	**SSRI** *Citalopram* *Fluoxetin* (erst in höheren Konzentrationen)	**SSRI** *Fluoxetin*	**SSRI** *Paroxetin* *Fluoxetin* *Norfluoxetin*	*Sertralin?* *N-Desmethyl-Citalopram*	**SSRI** *Sertralin* *Norfluoxetin und Fluoxetin* (beide erst in höheren Konzentrationen	*Citalopram*	
Trizyklische Antidepressiva Amitriptylin[a] Imipramin[a] Clomipramin[a] **Antipsychiotika** Clozapin **Betablocker** Propranolol **Verschiedene** Coffein Theophyllin Paracetamol R-Warfarin Tacrin	**Trizyklische Antidepressiva** Clomipramin[a] Imipramin[a] **Andere Anti-Depressiva** Moclobemid **Benzo-Diazepine** Diazepam **Barbiturate** Hexobarbital **Betablocker** Propranolol **Antiepileptika** S-Mephenytoin	**Nichtsteroidale Antirheumatika** Diclofenac Piroxicam Naproxen Ibuprofen **Verschiedene** S-Warfarin Phenytoin Tolbutamid	**Trizyklische Antidepressiva** Desipramin[b] Nortriptylin[b] Amitriptylin[b] Imipramin[b] Clomipramin[b] **Andere Antidepressiva** Venlafaxin Mianserin Maprotilin **Antipsychotika** Clozapin Risperidon Haloperidol Remoxiprid	**Betablocker** Propranolol Timolol Metoprolol **Antiarrhythmika** Propafenon Flecainid **Opiate** Codein Dextromethorphan	**Trizyklische Antidepressiva** Imipramin[a] Amitriptylin[a] Clomipramin[a] **Andere Antidepressiva** Nefazodon Desmethyl-venlafaxin **Benzodiazepine** Alprazolam Midazolam Triazolam Diazepam **Antipsychotika** Clozapin	**Antihistaminik** Terfenadin Astemizol **Antikonvulsiva** Carbamazepin **Antiarrhythmika** Propafenon Lidocain Chinidin **Analgetika** Paracetamol	**Calciumkanal-blocker** Diltiazem Verapamil Nifedipin **Immun-suppresiva** Ciclosporin[b] **Makrolid-antibiotika** Erythromycin **Steriode** Cortisol Dexamethason Estradiol Testosteron
Potente Inhibitoren							
Fluvoxamin	*Fluvoxamin*		*Fluoxetin* *Norfluoxetin*	*Paroxetin* *Chinidin*	Ketoconazol Itraconazol Erythromycin		

*? Metabolismus noch nicht vollständig geklärt; [a]N-Demethylierung, [b]Hydroxylierung

Tab. 14. Die wichtigsten am Metabolismus von Arzneistoffen beteiligten Cytochrom-P450-Isoenzyme, ihre Substrate und potente Inhibitoren (nach Eckert et al., 1998).

Das vorliegende Kapitel sollte darstellen, daß viele der Probleme, die bei der Behandlung älterer Patienten mit Antidepressiva auftreten können, pharmakologisch erklärbar und damit vorhersehbar und vermeidbar sind. Gute Kenntnisse über die pharmakologischen Grundlagen der Psychopharmakagruppen und gute Kenntnisse über die Besonderheiten ihrer Pharmakologie beim geriatrischen Patienten sind daher eine wesentliche Grundlage ihrer Anwendung bei alten Patienten. Wenn diese Kenntnisse berücksichtigt werden, sind viele der Probleme, die beim Umgang mit Psychopharmaka bei älteren Patienten auftreten, vermeidbar.

Merksätze für die Praxis

1. Veränderungen von Pharmakokinetik und Pharmakodynamik führen dazu, daß der ältere Patient empfindlich auf erwünschte, aber auch auf unerwünschte Wirkungen von Antidepressiva reagiert.

2. Besonders zu berücksichtigen sind die über zusätzliche Rezeptoreigenschaften zu erklärenden Nebenwirkungen der älteren tri- und tetrazyklischen Substanzen.

3. Reduzierte hepatische Elimination und erhöhte Bioverfügbarkeit können bei nicht reduzierter Dosis zu erhöhten Plasmaspiegeln führen.

4. Die notwendige Dosisreduktion ist bei älteren Trizyklika wesentlich ausgeprägter als bei den neuen Substanzen (z. B. SSRI).

5. Da sich das Fließgleichgewicht langsamer einstellt, muß die Dosis beim älteren Patienten in größeren Intervallen gesteigert werden.

Literatur

Amenta, F., Zaccheo, D., Collier, W.L. *(1991) Neurotransmitters, neuroreceptors and aging. Mech. Ageing. Dev. 6:249-273*

DeBlasi, A., Lipartiti, M., Algeri, S., et al. *(1986) Stress induced desensitization of lymphocyte beta-adreno-ceptors in young and aged rats. Pharmacol. Biochem. Behav. 24:991-998*

Eckert, A., Reiff, J., Müller, W.E. *(1997) Pharmakokinetische Grundlagen der Therapie mit Sertralin. Psychopharmakotherapie Suppl. 7:9-17*

Eckert, A., Reiff, J., Müller, W.E. *(1998) Arzneimittelinteraktionen mit Antidepressiva. Psychopharmakotherapie 5:8-18*

Freilich, J.S., Weiss, B., *(1983) Altered adaptive capacity of brain catecholaminergic receptors during aging. In: Samuel, D. (Hrsg.) Aging of the brain. Raven, New York, 277-300*

Fullerton, T., Gengo, M., *(1993) Central nervous system effects of drug therapy in aged individuals. In: Streufert, S., Gengo, F.M. (Hrsg.) Effects of drugs on human functioning. Karger, Basel, 134-167*

Glassman A.H., Roose, S.P. *(1994) Risks of antidepressants in the elderly: Tricyclic antidepressants and arrhythmia - revising risks. Gerontology 40 (suppl. 1):15-20*

Govoni, S., Trabucchi, M., Bosio, A., et al. *(1998) Functional changes of neurotransmitter receptors in the brains of aged rats. In: Cervos-Navarro, J., Sarkander, H.I. (Hrsg.) Brain aging. Neuropathology and neuro-pharmacology. Raven Press, New York, 363-371*

Greenberg, L.H., Weiss, B. *(1979) Ability of aged rats to alter beta adrenergic receptors of brain in response to repeated administration of reserpine and desmethylimipramine. J. Pharmacol. Exp. Ther. 211:309-316*

Greenblatt, D.J., Sellers, E.M., Shader, R.I. *(1982) Drug disposition in old age. N. Engl. J. Med. 306:1081-1088*

Kalaria, R.N., Andorn, A.C., Tabaton, M., et al. *(1989) Adrenergic receptors in aging and Alzheimer's disease: Increased b2-receptors in prefrontal cortex and hippocampus. J. Neurochem. 53:1772-1781*

Leinonen, E., Ylitalo, P. (1991) *The influence of ageing on serum levels of tertiary tricyclic antidepressants. Human Pharmacol. 6:146*

Leonard, B.E. *(1995) SSRI differentiation: Pharmacology and pharmacokinetics. Human Psychopharmacol. 10:S149-S158*

Lohr, J.B., Jeste, D.V., Harris, M.J., et al. *(1992) Treatment of disordered behavior. In: Salzman C. (Hrsg.) Clinical geriatric psychopharmacology. Baltimore, Williams & Wilkins, 79-113*

Marcusson, J., Morgan, D.G., Winblad, B., et al. *(1984) Serotonin-2 binding sites in human frontal cortex and hippocampus. Selective loss of S-2A sites with age. Brain Res 311:51-56*

Marcusson, J., Oreland, L., Winblad, B. *(1984) Effect of age on human brain serotonon (S-1) binding sites. J. Neurochem. 43:1699-1705*

Moltke, L.L.v., Greenblatt D.J., Shader R.I. *(1993) Clinical pharmacokinetics of antidepressants in the elderly. Clin. Pharmacokin. 24:141-160*

Müller, W.E. *(1989) Drug binding sites on human alpha-1-acid glycoprotein. In: Baumann, P., Eap, C.B., Müller, W.E., et al. (Hrsg.) Alpha1-acid glycoprotein: genetics, biochemistry, physiological functions, and pharma-cology. Alan Liss, New York, 363-378*

Müller, W.E.*(1992) Klinische Pharmakologie von Psychopharmaka im höheren Lebensalter. In: Häfner, H.., Hennerici, M. (Hrsg.) Psychische Gesundheit und Hirnfunktion im Alter. Gustav Fischer, Stuttgart, 171-185*

Müller, W.E. *(1997) Besonderheiten der Psychopharmakotherapie im Alter. In: Förstl H (Hrsg.) Lehrbuch der Gerontopsychiatrie. Ferdinand Enke Verlag, Stuttgart, 141-151*

Müller, W.E., Eckert, A. *(1997) Pharmakodynamische Grundlagen der Therapie mit spezifischen Serotonin-Wiederaufnahmehemmern. Psychopharmakotherapie 4 (Suppl. Nr. 7):2-8*

Müller, W.E., Stoll L., Schubert, T., et al. *(1991) Central cholinergic functions and aging. In: Müller W.E., Berger, M., and Spiegel, R. (Hrsg.) Cholinergic drugs, affective disorders, and dementia. Acta Psychiat.Scand. (suppl. 366), 34-39*

Pfeifer, S. *(1992) Pharmakokinetik im höheren Lebensalter. Pharmazie 47:319-332*

Preskorn, S.H. *(1993) Recent pharmacologic advances in antidepressant therapy of the elderly. American Journal of Medicine 94 (suppl. 5A):2S-12S*

Ray, W.A., Griffin, M.R., Schaffner W., et al. *(1987) Psychotropic drug use and the risk of hip fracture. N. Engl. J. Med. 316:363-369*

Rockwel,l E., Lam, R.W., Zisook S. *(1988) Antidepressant drug studies in the elderly. Psychiatric Clinics of North America 11:215-233*

Sunderland, T. *(1992) Neurotransmission in the aging central nervous system. In: Salzman, C. (Hrsg.) Clinical geriatric psychopharmacology. Williams & Wilkins, Baltimore, 41-59*

Thompson, T.L., Moran M.G., Nies A.S. *(1983) Psychotropic drug use in the elderly. N. Engl. J. Med. 308:134-138*

Wong, D.F., Wagner, H.N., Dannals, R.F., et al. *(1984) Effects of age on dopamine and serotonin receptor measured by positron tomography in the living human brain. Science 226:1393-1396*

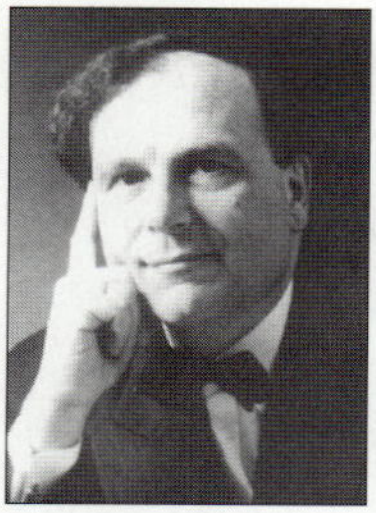

Vor- und Nachteile des Einsatzes von tri- und tetrazyklischen Antidepressiva bei älteren Patienten

Prof. Dr. med. Dipl.-Psych. Gerd Laux
Bezirkskrankenhaus Gabersee, Wasserburg/Inn

Angesichts der Häufigkeit von Altersdepressionen (siehe Kapitel 1) und der demographischen Bevölkerungsentwicklung werden Antidepressiva häufig, ja überwiegend bei älteren Patienten verordnet, wenngleich nach wie vor ein relativ großer Prozentsatz der Altersdepressionen nicht erkannt, korrekt diagnostiziert und fachgerecht behandelt wird (Übersichten: Lasser et al. 1998, Salzman et al. 1993).

In Anbetracht der multifaktoriellen Genese von Altersdepressionen, der häufig vorliegenden Multimorbidität, der Altersveränderungen in der Pharmakokinetik sowie -dynamik (siehe Kapitel 2) erfordern Altersdepressionen einen subtilen, mehrdimensionalen Therapieplan unter Berücksichtigung der altersbedingt reduzierten psychophysischen Adaptations- und Kompensationsfähigkeit, einhergehend mit in der Regel erhöhter Nebenwirkungsempfindlichkeit.

Vor dem Einsatz von Antidepressiva sollten allgemeine Gesichtspunkte bedacht werden, die in Tabelle 1 zusammengefaßt sind:

Im Gegensatz zu anderen Ländern sind trizyklische Antidepressiva (TZA) in Deutschland nach dem Phytotherapeutikum Hypericum (Johanniskraut) nach wie vor die bei weitem meistverordneten Antidepressiva - neuere Substanzen wie die Selektiven Serotonin Wiederaufnahmehemmer (SSRIs) werden bis dato deutlich seltener verordnet. Die Gründe hierfür sind vielschichtig, sie werden in späteren Abschnitten diskutiert. Zunächst sollen die Vor- und Nachteile der TZA sowie der tetrazyklischen Antidepressiva Maprotilin und Mianserin sowie des chemisch andersartigen Antidepressivums Trazodon dargestellt werden.

Checkliste vor Beginn einer Behandlung mit trizyklischen Antidepressiva (TZA)

- Klare Indikation für medikamentöse Therapie?
- Sind TZA Mittel der Wahl oder sind andere Maßnahmen erfolgsversprechender? (Prädiktoren)
- Liegen Kontraindikationen für TZA vor?
- Risikogruppen (Glaukom, Prostatahypertrophie, Epilepsie, Demenz)
- Behandlung ambulant oder stationär? (Schweregrad, Suizidalität, Versorgung, allgemeiner Gesundheitszustand)
- Ist die Compliance gesichert? (Patientenführung)
- Hat der Patient bereits früher auf TZA respondiert?
- Ist die medizinische Überwachung der Therapie gesichert? (Kontrolluntersuchung)

Tab. 1: Checkliste vor Beginn einer Behandlung mit trizyklischen Antidepressiva (TZA)

KLINISCH-PHARMAKOLOGISCHE CHARAKTERISIERUNG

Nach ihrem Wirkprofil lassen sich die TZA wie folgt charakterisieren (Tabelle 2):

Die dem Desipramin-Typ zuzuordnenden Substanzen Desipramin, Nortriptylin und Clomipramin weisen eher psychomotorisch aktivierende Eigenschaften, Amitriptylin, Doxepin und Trimipramin eher sedierend-dämpfende Wirkqualitäten auf.

	Sedierung/ Aktivierung	Hypotone Effekte	Antichol. Effekte	NA / 5-HT
Amitriptylin	+++ / -	+++	+++	+ / +
Clomipramin	+ / +	++	+++	+ / +++
Desipramin	- / ++	+	+	++ / +
Doxepin	+++ / -	+++	++	+ / +
Imipramin	+ / -	++	++	+ / -
Maprotilin	+ / -	+	++	+++ / -
Mianserin	+ / -	-	-	++ / -
Nortriptylin	+ / -	+	+	++ / +
Trimipramin	+++ / -	++	+++	- / -

Tab. 2: Klinisch-pharmakologische Charakterisierung von tri- und tetrazyklischen Antidepressiva

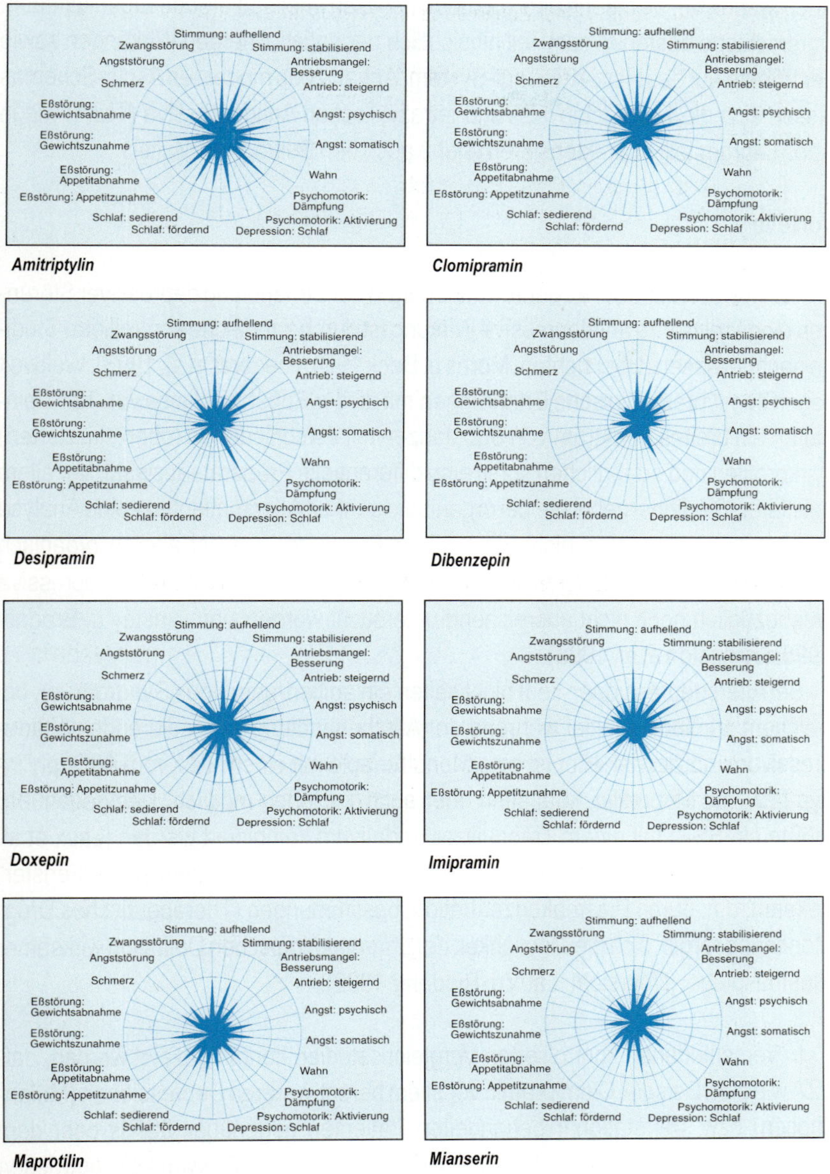

Abb. 1: Charakterisierung verschiedener trizyklischer und tetrazyklischer Antidepressiva nach dem Asolo-Schema (nach Dieterle, D., Scherer, J., Rüther, E. Beurteilung von Antidepressiva mit dem Asolo-Schema. Psychopharmakotherapie 1995; 2: 165-69)

Auch Maprotilin, Mianserin und Trazodon besitzen eher sedierende Eigenschaften. Unterschiede bestehen zum Teil hinsichtlich der anticholinergen Wirkungen sowie der Effekte auf das Herz-Kreislauf-System. Anhand des modernen Asolo-Schemas lassen sich die wichtigsten TZA und tetrazyklischen Antidepressiva (TeZA) wie in Abb. 1 dargestellt charakterisieren (siehe auch den Beitrag von Müller).

Vorteile

TZA werden seit über 40 Jahren mit Erfolg in der Behandlung depressiver Störungen eingesetzt, ihre antidepressive Wirkung ist durch zahlreiche kontrollierte Studien nachgewiesen (Übersichten: Morris u. Beck 1974, Riederer et al. 1993). Weltweit liegen somit breite klinische Erfahrungen mit dieser Substanzklasse vor. TZA beinhalten ein breites Spektrum von Substanzen mit verschiedenen (oben skizzierten) Wirkprofilen und ermöglichen somit eine differentielle Präparateauswahl. Vor allem existieren Studienergebnisse bei organisch kranken Alterspatienten - eine Analyse der vorliegenden Daten nicht-trizyklischer Antidepressiva bei älteren organisch kranken Patienten mit Depressionen zeigte jüngst, daß die neueren Antidepressiva diesbezüglich noch nicht ausreichend untersucht worden sind (Anstey u. Brodaty 1995, Livingston et al. 1998).

Bei Altersdepressionen liegt nicht selten ein agitiert-unruhiges Syndrom vor, bei welchem zumindest initial während der Akutbehandlung ein sedierendes Antidepressivum indiziert ist. Hier ist eine Monotherapie mit einem TZA vom Amitriptylin-Typ bzw. mit Maprotilin, Mianserin oder auch Trazodon möglich. Demgegenüber müßte ein SSRI mit einem Tranquilizer/Sedativum kombiniert werden (Laux et al. 1997). Für TZA wie Nortriptylin und Amitriptylin ist ein „therapeutisches Fenster" bekannt, d.h. durch Plasmakonzentrationsbestimmungen (Therapeutisches Drug-Monitoring) ergibt sich die Möglichkeit der pharmakologischen Definition wirksamer Plasmaspiegel (Übersicht: Laux u. Riederer 1992).

In verschiedenen kontrollierten Vergleichsstudien konnte gezeigt werden, daß TZA wie zum Beispiel Clomipramin vor allem bei schwereren Depressionen (Melancholien) bzw. bei stationär behandelten Patienten gegenüber SSRIs oder dem reversiblen MAO-Hemmer Moclobemid eine größere Wirksamkeit aufwiesen (Übersicht: Anderson et al. 1994). Auch liegen zu den neueren Antidepressiva (SSRIs u.a.) vergleichsweise wenig Daten bei stationär behandelten Patienten vor.

Gerade bei Alterspatienten stellen Inappetenz und Übelkeit relativ häufige Phänomene dar, die durch die neueren Antidepressiva vom Typ der SSRIs verstärkt werden können. Demgegenüber weisen TZA eine sehr gute, ja protektive gastrointestinale Verträglichkeit auf. Ähnliches gilt hinsichtlich der gerade bei multimorbiden Alterspatienten eminent wichtigen Frage der Arzneimittelinteraktionen: Zumindest bezüglich der gleichzeitigen Verordnung von Antikoagulantien, Migränemitteln und Neuroleptika (vergleiche psychotische Depressionen!) weisen TZA im Vergleich zu SSRIs (hier zum Teil erhebliche Wechselwirkungen durch Cytochrom P450-abhängigen Lebermetabolismus) Vorteile auf.

Schließlich ist als möglicherweise gerade in Deutschland entscheidender Verordnungsfaktor der im Vergleich sehr günstige Preis der TZA (von zahlreichen TZA sind verschiedene Generika verfügbar) als Vorteil anzuführen (sogenannte Pharmakoökonomie).

Maprotilin, Mianserin, Trazodon

Maprotilin ist trotz seiner tetrazyklischen Struktur den TZA hinsichtlich Wirksamkeit/Effektivität vergleichbar, möglicherweise bestehen leichte Verträglichkeitsvorteile (ähnliches gilt für die modifizierten Trizyklika Amitriptylinoxid und Lofepramin) (Pinder et al. 1977). Als Vorteil von Mianserin kann die praktisch fehlende anticholinerge Nebenwirkung angeführt werden (Kopera 1982), Trazodon kann ebensowie Trimipramin als Hypnotikum ohne Suchtgefahr eingesetzt werden (Montgomery et al. 1991, Brogden et al. 1981, Wells u. Gelenberg 1981).

Nachteile

In Tabelle 3 ist eine Übersicht zu den möglichen unerwünschten Arzneimittelwirkungen von TZA wiedergegeben:

Mögliche Nebenwirkungen von trizyklischen Antidepressiva	
Vegetativ-anticholinerg	Mundtrockenheit, Schwitzen, Obstipation, Miktions-/ Akkomodationsstörungen selten: Harnsperre, Ileus, Glaukomanfall
Neurologisch	Tremor, Dysarthrie selten, in hohen Dosen: Dyskinesie, zerebrale Krampfanfälle
Kardiovaskulär	Tachykardie, Hypotonie, Schwindel Herz: Erregungsleitungsstörungen (PQ-/QRS-Verbreiterung) selten: Blutbildschäden
Psychisch	Unruhe, Aktivierung suizidaler Impulse oder Müdigkeit selten: Provokation (schizophrenieähnlicher) produktiver Symptome, Umkippen in Manie, Verwirrtheitszustände, Delir
Endokrin	Gewichtszunahme, ⇩Libido und Potenz, Amenorrhoe
Dermatologisch-allergisch	Ödeme, Exantheme

Tab. 3: Mögliche unerwünschte Arzneimittelwirkungen von trizyklischen Antidepressiva (TZA)

Bezogen auf verschiedene TZA und TeZA lassen sich die in den Abbildungen 2 - 4 wiedergegebenen Nebenwirkungsprofile aufstellen. In Abbildung 2 ist die Häufigkeit unerwünschter Wirkungen entsprechend der Spontanerfassung durch die Arzneimittelkommission der Deutschen Ärzteschaft wiedergegeben, in Abbildung 3 die unerwünschten, zum Absetzen führenden Wirkungen sowie die Absetzzeitpunkte bei ambulanten Patienten in der Nervenarztpraxis. Abbildung 4 gibt die Inzidenz zum Absetzen führender unerwünschter Wirkungen bei stationären Patienten wieder (Schmidt et al. 1986, AMÜP):

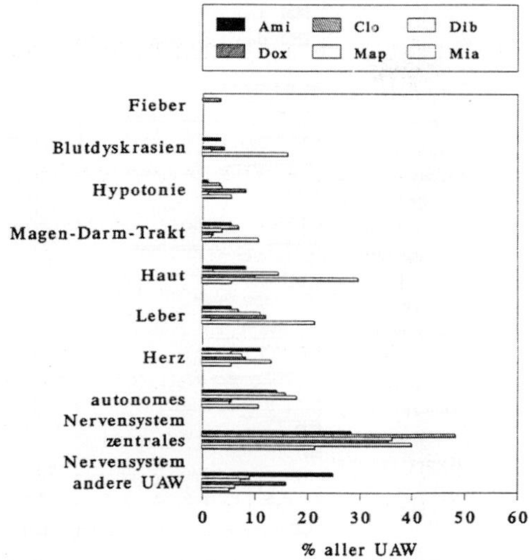

Abb. 2: Unerwünschte Wirkungen einiger Antidepressiva entsprechend der Spontanerfassung durch die Arzneimittelkommission der Deutschen Ärzteschaft (nach Schmidt et al. 1986). AMI Amitriptylin, CLO Clomipramin, DIB Dibenzepin, DOX Doxepin, MAP Maprotilin, MIA Mianserin, NOM Nomifensin)

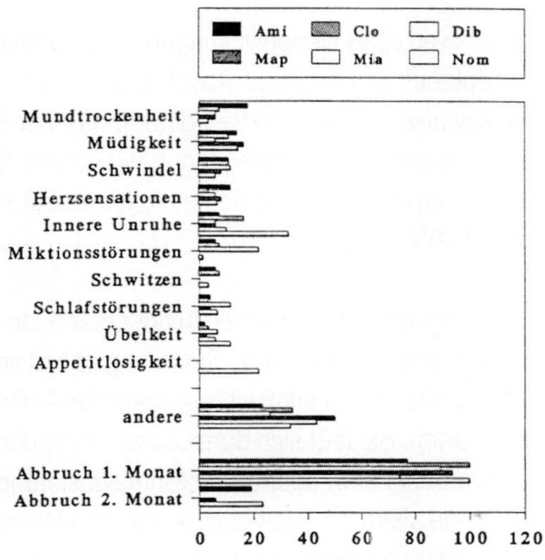

Abb. 3: Unerwünschte, zum Absetzen führende Wirkungen und Absetzzeitpunkt von verschiedenen Antidepressiva bei der stimulierten Spontanerfassung ambulanter Patienten in der Nervenarztpraxis (nach Schmidt et al. 1986)

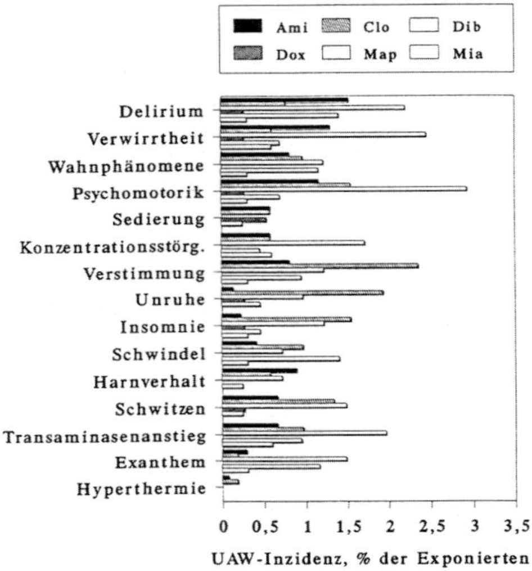

Abb. 4: Inzidenz zum Absetzen führender unerwünschter Wirkungen (UAW) von sechs verschiedenen tri- und tetrazyklischen Antidepressiva in der organisierten Spontanerfassung von N = 3427 stationären Patienten (AMÜP, nach Schmidt et al. 1986)

Hierbei ist bemerkenswert, daß Nebenwirkungen in der ambulanten Therapie offenbar weniger akzeptabel und häufiger Absetzgrund als in der stationären Behandlung sind. Hinzuweisen ist desweiteren darauf, daß der Behandlungsabbruch wegen Nebenwirkungen weit überwiegend in den ersten Behandlungswochen erfolgt. Offenbar kommt es im weiteren Behandlungsverlauf zu einer Toleranzentwicklung hinsichtlich UAW.

Die Unterschiede der einzelnen trizyklischen Antidepressiva in ihren Nebenwirkungsprofilen sind überwiegend quantitativ. Sedierung (bei Therapiebeginn, in höheren Dosierungen, zum Teil erwünscht) ist besonders bei Amitriptylin, Trimipramin und Doxepin zu erwarten. Sie läßt sich durch einschleichende Dosierung und abendlichen Dosisschwerpunkt bzw. abendliche Einmaldosierung zumindest mildern. Bedacht werden sollte allerdings, daß gerade bei alten Menschen die abendliche Einmalgabe zu Verletzungsgefahr durch Schwindel, Ataxie, Verwirrtheit und orthostatische Hypotonie bei nächtlichem Aufstehen führen kann. Andererseits entwickelt sich innerhalb weniger Tage in der Regel weitgehende Toleranz. Die unabhängig von der Sedierung auftretende Störung von Aufmerksamkeit, Konzentration und Merkfähigkeit (kognitive Störungen) wird den anticholinergen Effekten der TZA zugeschrieben. Besonders bei organischer Vorschädigung können letztere - vor allem bei Dosierungssprüngen bzw. höheren Dosierungen - pharmakogene Delirien auslösen. In Einzelfällen wurden zentralmotorische Nebenwirkungen wie Tremor, Dyskinesien und Myoklonien beschrieben (Übersicht: Salzman et al. 1998).

Häufigste Nebenwirkungen von TZA sind anticholinerge Begleitwirkungen an peripheren Organen. Als Symptome treten hierbei am häufigsten Mundtrockenheit, Akkommodationsstörungen, Miktionsstörungen und Obstipation auf. Eindeutige Zusammenhänge zu Dosis/Plasmaspiegeln bestehen nicht, offenbar bestimmen hauptsächlich individuelle Faktoren die Empfindlichkeit. Da Obstipation ein häufiges Symptom bei alten Menschen ist, muß unter einer Behandlung mit TZA die Gefahr der Entwicklung eines (Sub-)Ileus bedacht werden. Akkommodationsstörungen können die Lebensqualität gerade bei Alterspatienten erheblich beeinträchtigen (Lesen!), die Mundtrockenheit kann zu einer hypochondrisch überlagerten Zahnprothesenunverträglichkeit beitragen. Nortriptylin und Desipramin weisen die genannten Nebenwirkungen zumeist in geringerem Maße auf.

Eine Langzeiteinnahme von TZA fördert möglicherweise kognitive Beeinträchtigungen bzw. Gedächtnisstörungen.

Mit einer Häufigkeit von etwa 10 Prozent stellt die orthostatische Hypotonie die häufigste Herz-Kreislauf-Nebenwirkung von TZA dar. Dies kann bei alten Menschen wegen Sturzgefahr (Schenkelhalsfraktur!) bedrohlich werden. Im Vergleich zu anderen TZA scheint Nortriptylin allerdings deutlich seltener Orthostase-Syndrome hervorzurufen.

Leichte Anstiege der Transaminasen und alkalischen Phosphatase werden unter TZA recht häufig beobachtet und sind reversibel sowie meist harmlos. Hautexantheme können mit einer Prävalenzrate von 2 - 4 Prozent auftreten (Übersicht: Fritze und Laux 1993).

Problematisch ist, daß TZA häufig unterdosiert werden, weil die Patienten über Nebenwirkungen klagen und/oder der behandelnde Arzt solche befürchtet. So zeigte eine Studie, daß bei über 65jährigen Depressiven nur ca. 40 Prozent TZA in adäquater therapeutischer Dosis erhielten (Tylee 1997).

Für Maprotilin liegen bei Altersdepressionen umfangreiche Erfahrungen vor. Offenbar weist die Substanz geringere anticholinerge Nebenwirkungen auf. Allerdings muß das Risiko zerebraler Krampfanfälle unter höheren Dosierungen beachtet werden (Pinder et al. 1977).

Die typischen Nebenwirkungen unter Maprotilin sind im Vergleich zu TZA in Abbildung 5 dargestellt:

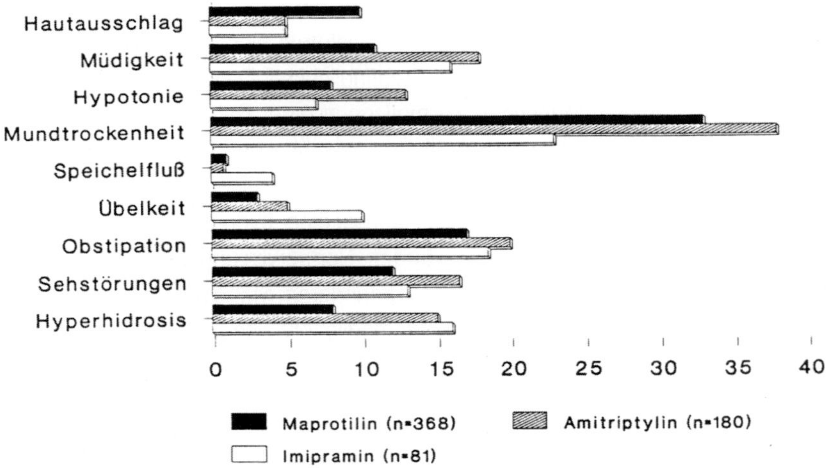

Abb. 5: Nebenwirkungen unter Maprotilin (nach Jukes et. al. 1975)

Hinsichtlich Mianserin ist eine bessere Verträglichkeit umstritten, gleichwohl hat die Substanz wegen der weitgehend fehlenden anticholinergen Wirkungen bei Altersdepressionen ihren Stellenwert, allerdings gibt es Studienergebnisse, wonach Mianserin im Vergleich zu TZA keine volle Wirkäquivalenz aufwies.

Häufigste Nebenwirkung unter Mianserin ist mit etwa 12 Prozent Müdigkeit. Wegen der seltenen Gefahr des Auftretens von Leukopenien sind in den ersten Behandlungswochen wöchentliche Leukozyten- bzw. Blutbildkontrollen erforderlich. Vereinzelt wurde über Arthralgien berichtet (Übersicht: Demling 1996).

Unter Trazodon tritt neben (teilweise erwünschter) Sedierung sowie vegetativen Begleitwirkungen vor allem Hypotonie auf (Gerner et al. 1980).

ARZNEIMITTELWECHSELWIRKUNGEN / INTERAKTIONEN

In Tabelle 4 sind die wichtigsten möglichen Interaktionen der trizyklischen Antidepressiva zusammengestellt:

Wechselwirkung mit	Klinische Effekte	Procedere
Typ-I-Antiarrhythmika	Verlängerte Überleitungszeiten im EKG. Cave AV-Block!	Kombination meiden
Anticholinergika (z. B. Antiparkinsonmittel, Antihistaminika, Antiemetika, Neuroleptika)	Verstärkung der anticholinergen Effekte (z. B. Darm-Blasen-Atonie, Delir v. a. bei geriattrischen Patienten	Bes. Beachtung entsprechender Nebenwirkungen, evtl. nichttrizyklische Antidepressiva einsetzen bzw. Dosis reduzieren
Antihypertonika (Guanethidin, Clonidin, Reserpin, α– Methyldopa)	Abschwächung der antihypertensiven Wirkung	Als alternative Antihypertonika β–Blocker oder Dihydralazin
Antikoagulantien	Verstärkung der gerinnungshemmenden Wirkung, Blutungsgefahr	Engmaschige Quick-Wert-Bestimmung und evtl. Dosisreduktion des Antikoagulans
Mao-Hemmer, nicht selektive, irreversible (Tranylcypromin)	Blutdruckschwankungen, Serotoninsyndrom (Erregung, Fieber, Tremor, Muskelrigidität bis Koma)	Kombination unter streng stationären Bedingungen möglich (außer Clomipramin)
Selektive Serotonin-Wiederaufnahmehemmer	Verstärkung der Nebenwirkungen möglich (erhöhte Plasmaspiegel der trizyklischen Antidepressiva)	Plasmaspiegelkontrolle, ggf. Dosisanpassung
Sympathomimetika (Adrenalin, Noradrenalin und entsprechende Lokalanästhetikakombinationen)	Verstärkung der blutdrucksteigernden Wirkung, Tachykardie	bei Asthma: β–Sympathomimetika. Bei art. Hypotonie: Dihydroergotamin. Zur Lokalanästhesie: Felypressin
Antihistaminika, Barbiturate, Benzodiazepine, Hypnotika, Neuroleptika	Verstärkte Sedierung/ZNS-Dämpfung	Ggf. Dosisanpassung, Alkohol meiden

Tab. 4: Wichtige Interaktionen der trizyklischen Antidepressiva (aus: Laux et al. 1997)

Bei Alterspatienten sind insbesondere mögliche Wechselwirkungen mit Anticholinergika, Antihypertonika und Sedativa zu beachten. Erfahrungen mit den neueren Antidepressiva (insbesondere SSRIs) weisen darauf hin, daß hinsichtlich möglicher Wechselwirkungen neuere Antidepressiva gegenüber TZA keine Vorteile aufweisen.

KONTROLLUNTERSUCHUNGEN, LANGZEITEINNAHME

Vor und während einer Behandlung mit TZA sollten Kontrollen von Blutbild, Leber- und Nierenwerten und Elektrolyten durchgeführt werden. Sind die Ausgangswerte im Normbereich, genügen in der Regel innerhalb der ersten sechs Behandlungsmonate vierwöchige Kontrollen. EKG- und EEG-Kontrollen sollten bei Normbefunden vierteljährlich durchgeführt werden. Da die Gefahr der orthostatischen Hypotonie bei Alterspatienten besonders gegeben ist, sind regelmäßige Blutdruckkontrollen angezeigt. Auch die halbjährliche Kontrolle des Augeninnendrucks wird empfohlen.

Die Kontrollen unter Maprotilin und Trazodon sollten analog zu denjenigen unter Trizyklika durchgeführt werden. Wegen des möglichen (sehr seltenen) Auftretens von Leukopenien und Agranulozytosen sind unter Mianserin anfänglich wöchentliche Kontrollen des weißen Blutbildes und eine Aufklärung der Patienten über entsprechende Frühsymptome notwendig.

Wegen der anticholinergen Begleitwirkungen vieler Trizyklika sind - auch in Anbetracht der häufigen kognitiven Beeinträchtigung von Alterspatienten und im Hinblick auf die mögliche Förderung dementieller Prozesse - Trizyklika heute nicht mehr als die Substanzen der ersten Wahl zur Langzeitverordnung anzusehen (Übersicht: Kasper u. Kasper 1994).

Zusammenfassend lassen sich die Vor- und Nachteile der TZA wie folgt skizzieren:

Vorteile	Nachteile
gut untersuchte Substanzen langjährige Therapieerfahrung	insbesondere bei Risiko- und Alterspatienten zum Teil erhebliche Nebenwirkungen wie
Wirksamkeit auch bei schweren Depressionen (Melancholien) Präparate mit sedierendem Wirkprofil verfügbar (Monotherapie bei entsprechenden klinischen Bildern möglich)	● Obstipation (Subileusgefahr) ● Akkommodationsstörungen ● Miktionsstörungen ● Austrocknung der Schleimhäute ● Beeinträchtigung kognitiver Funktionen ● delirogene Potenz ● orthostatische Hypertonie, Kardiotoxizität
Therapeutisches Drug-Monitoring (Plasmaspiegelbestimmungen) möglich (Dosis-Wirkungs-Beziehung)	Gefahr nebenwirkungsbedingter Unterdosierung (ungenügende therapeutische Wirksamkeit)
keine gastrointestinalen Nebenwirkungen	
relativ geringe Interaktionen (Cytochrom P450-System)	
niedrige Verordnungskosten	

Tab. 5: Vor- und Nachteile der trizyklischen Antidepressiva (TZA) - Zusammenfassung

MERKSÄTZE FÜR DIE PRAXIS

1. Tri- und tetrazyklische Antidepressiva nehmen nach wie vor einen wichtigen Platz in der medikamentösen Behandlung von Altersdepressionen ein.

2. Aus dem Spektrum der verfügbaren Substanzen sollte ein Präparat aufgrund seines klinischen Wirkprofiles sowie vor allem bezüglich seines Nebenwirkungsspektrums unter Beachtung möglicherweise vorliegender Kontraindikationen ausgewählt werden (Risikopatienten, Sedierung, anticholinerge Effekte).

3. Die Dosierung sollte initial niedrig gewählt werden (ca. 25 mg/die; "start low and go slow"). Zur Erzielung wirksamer therapeutischer Effekte muß die Dosierung nach einschleichender Gabe (Verträglichkeit!) dann aber ausreichend hoch erfolgen (50 - 150 mg/die).

4. Die erforderlichen Kontrolluntersuchungen (EKG, EEG, Blutbild, Leberwerte, ggf. TDM) sind regelmäßig durchzuführen.

5. Vor allem bei Risikopatienten müssen mögliche gravierende Nebenwirkungen beachtet werden (Miktionsstörungen, Delir, Ileusgefahr, zerebrale Krampfanfälle, orthostatische Hypotonie mit Sturzgefahr).

6. Bei Patienten mit kognitiven Defiziten/Verdacht auf dementielle Entwicklung ist von einem längerfristigen Einsatz der TZA abzuraten.

Literatur

Anderson, I.M., Tomenson, B.M. *(1994) The efficacy of selective serotonin re-uptake inhibitors in depression: a meta-analysis of studies against tricyclic antidepressants. J. Psychopharmacology 8: 238-249*

Anstey, K., Brodaty, H. *(1995) Antidepressants and the elderly: double-blind trials 1987-1992. Int. J. Geriatr. Psychiatry 10: 265-279*

Brogden, R.N., Heel, R.C., *Speight TM et al (1981) Trazodone. A review of ist pharmacological properties and therapeutic use in depression and anxiety. Drugs 21: 401-476*

Dieterle, D., Scherer, J., Rüther, E., *(1995) Beurteilung von Antidepressiva mit dem Asolo-Schema.1 Psychopathologische Ergebnisse.Psychopharmatherapie 2: 165-169*

Demling, J. *(1996) Tetrazyklische Antidepressiva. Nervenheilk 15: 92-100*

Fritze, J., Laux, G. *(1993) Unerwünschte Wirkungen von trizyklischen Antidepressiva. In: Riederer, P., Laux, G., Pöldinger, W. (Hrsg) Neuro-Psychopharmaka. Ein Therapie-Handbuch. Bd 3 Antidepressiva und Phasenprophylaktika. Springer, Wien New York*

Jukes, A.M., Meryll, H., Jameson, B. *(1975) Maprotiline: side-effects and overdosage. J. Int. Med. Res. (suppl 2) 3: 126-128*

Kasper, S., Kasper, A. *(1994) Langzeitbehandlung affektiver Störungen. Nervenarzt 65: 577-589*

Kopera, H. *(1983) Lack of anticholinergic and cardiovascular effects of mianserin; studies in healthy subjects and heart patients. Acta psychiat. scand. (suppl 302) 67: 81-89*

Lasser, R., Siegel, E., Dukoff, R. et al *(1998) Diagnosis and treatment of geriatric depression. CNS Drugs 9: 17-30*

Laux, G., Dietmaier, O., König, W. *(1997) Pharmakopsychiatrie. G.Fischer, Stuttgart*

Laux, G., König, W., Hebenstreit, G. *(1993) Praktische Durchführung, allgemeine Behandlungsrichtlinien - trizyklische Antidepressiva. In: Riederer, P., Laux, G., Pöldinger ,W. (Hrsg) Neuro-Psychopharmaka. Ein Therapie-Handbuch. Bd 3 Antidepressiva und Phasenprophylaktika. Springer, Wien New York*

Laux, G., Riederer, P. *(Hrsg)(1992) Plasmaspiegelbestimmung von Psychopharmaka. Therapeutisches Drug-Monitoring. Wiss. Verlagsges., Stuttgart*

Livingston H.M., Livingston, M. G. *Are newer antidepressants safe and effective in treating elderly people? European Neuropsychopharmacology 8 (suppl. 2): S139*

Möller, H.J., Fuger, J., Kasper, S. *(1994) Efficacy of new generation antidepressants: meta-analysis of imipramine-controlled studies. Pharmacopsychiat. 27: 215-223*

Montgomery, S.A., Bullock, T., Pinder, R.M *.(1991) The clinical profile of mianserin. Nord. Psykiatr. Tidsskr. 45: 27-35*

Morris, J.B., Beck, A.T. *(1974) The efficacy of antidepressant drugs. Arch. Gen. Psychiatry 30: 667-674*

Pinder, R.M., Brogden, R.N., Speight, T.M . *et al (1977) Maprotiline: a review of ist pharmacological properties and therapeutic efficacy in mental depressive states. Drugs 13: 321-352*

Riederer, P., Laux, G., Pöldinger, W. *(Hrsg)(1993) Neuro-Psychopharmaka. Ein Therapie-Handbuch. Bd 3 Antidepressiva und Phasenprophylaktika. Springer, Wien New York*

Salzman, C. *(1993) Pharmacologic treatment of depression in the elderly. J. Clin. Psychiatry (suppl) 54: 23-28*

Salzman, C., Satlin, A., Burrows, A.B. *(1998) Geriatric psychopharmacology. In: Schatzberg AF, Nemeroff CB (eds) Textbook of psychopharmacology. APP, Washington, pp 961-977*

Salzman, C., Schneider, L.S., Alexopoulos, S. *(1995) Pharmacological treatment of depression in late life. In: Bloom, F.E., Kupfer, D. (eds) Psychopharmacology: The fourth generation of progress. Raven, New York*

Schmidt, L.G., Grohmann, R., *Müller-Oerlinghausen B. et al (1986) Adverse drug reactions to first- and second-generation antidepressants: a critical evaluation of drug surveillance data. Brit. J. Psychiatry 148: 38-43*

Volz, H.P., Möller, H.J. *(1994) Antidepressant drug therapy in the elderly - a critical review of the controlled clinical trials conducted since 1980. Pharmacopsychiat. 27: 93-100*

Wells, B.G., Gelenberg, A.J. *(1981) Chemistry, pharmacology, pharmacokinetics, adverse effects and efficacy of the antidepressant maprotiline hydrochloride. Pharmacotherapy 1: 121-142*

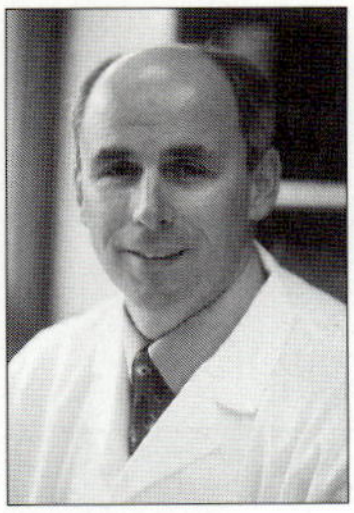

Vor- und Nachteile des Einsatzes von neuen Antidepressiva bei älteren Patienten

Prof. Dr. Siegfried Kasper, Dr. E. Hilger
Klinische Abteilung für Allgemeine Psychiatrie,
Universitätsklinik für Psychiatrie Wien

1. Einleitung

Die Wirksamkeit der Antidepressiva für die Behandlung der Altersdepression wurde in zahlreichen Studien dargestellt (zur Übersicht: Salzmann et al., 1995). Neben der Gabe von antidepressiven Medikamenten wurde auch die Effektivität von Psychostimulanzien, die Elektrokonvulsionstherapie, die Psychotherapie, sowie die Kombination von antidepressiver Medikation und Psychotherapie in kontrollierten Studien untersucht. Die große Anzahl der durchgeführten Medikamentprüfstudien ergab, daß sowohl klassische Antidepressiva, wie z.B. Amitriptylin, Doxepin bzw. Imipramin, als auch modernere Antidepressiva (siehe Tabelle 1), wie die Gruppe der SSRIs (Citalopram, Fluoxetin, Fluvoxamin, Paroxetin, Sertralin) oder Moclobemid als Vertreter der Gruppe der RIMAs bzw. duale Antidepressiva (wie z.B. Venlafaxin, Milnacipran), NaSSA (Mirtazapin), DSA (Nefazodon), sowie NRI (Reboxetin) eine gute antidepressive Effektivität aufweisen (z.B.: Gottfries et al., 1992). In Tabelle 2 sind z.B. die Referenzen der kontrollierten Studien für die Gruppe der selektiven Serotonin-Wiederaufnahmehemmer zusammengestellt.

Besondere Aspekte ergeben sich bei der Behandlung von Depressionen im Rahmen einer bipolaren Störung (ICD-10: F 31), bei der bereits frühzeitig, d.h. noch während der Behandlung der akuten Symptomatologie der Depression, an die remissionsstabilisierende Wirkung von entweder Lithium oder Carbamazepin gedacht werden muß. Bei Depressionen mit einer psychotischen Symptomatik (ICD-10: F32.3 bzw. F33.3) sollten zusätzlich Neuroleptika gegeben werden, wobei wegen des spezifischen Rezeptorbindungsprofils und des günstigen Nebenwirkungsspektrums den moderneren, sog. „atypischen Neuroleptika", wie z.B. Risperidon, der Vorzug gegeben werden sollte.

Tabelle 1. Neuere Antidepressiva - geriatrische Dosierungen und Halbwertszeiten

Substanz(klassen)	Geriatrische Dosierung (mg)	Halbwertszeit (Tage)
SSRI		
Citalopram	10-30	1
Fluoxetin	20	4-16 (inkl. Metabolit)
Fluvoxamin	50-150	3/4
Paroxetin	20-40	1
Sertralin	25-100	1
RIMA		
Moclobemid	150-600	1/2 (Hemmung der MAO-A)
NaSSA		
Mirtazapin	15-45	1
DUAL		
Venlafaxin	150-300	1/2
Milnacipran	50-100	1/2
DSA		
Nefazodon	100-300	1/2
NRI		
Reboxetin	4-6	1/2
Johanniskrautextrakt		
LI-160	600-900	1/3

DSA: duales serotonerges Antidepressivum, DUAL: duale Antidepressiva, NaSSA: Noradrenalin-Serotonin spezifische Antidepressiva, NRI: Noradrenalin-Wiederaufnahmehemmer, RIMA: reversible spezifische Hemmer der Monoaminoxidase A, SSRI: selektive Serotonin-Wiederaufnahmehemmer

Tabelle 2. Kontrollierte Studien von selektiven Serotonin-Wiederaufnahmehemmern (SSRIs) bei Altersdepression

CITALOPRAM	Gottfries et al. 1992
FLUOXETIN	Evans, 1990 Schöne et al., 1993 Feighner et al., 1988
FLUVOXAMIN	Rahman et al., 1991 Phanjoo et al. 1991
PAROXETIN	Dunner et al., 1992 Hutchinson et al., 1991 Schöne et al., 1993 Guillibert et al., 1988
SERTRALIN	Cohn et al., 1990

2. Nebenwirkungsgeleitete Indikationsstellung bei der Altersdepression

Bei der psychopharmakologischen Behandlung der Altersdepression kommt dem möglichen Auftreten von Nebenwirkungen eine besondere Bedeutung zu. Die unter einer psychopharmakologischen Behandlung auftretenden Haupt- und Nebenwirkungen lassen sich durch deren Beeinflussung der unterschiedlichen Rezeptorsysteme verstehen (Kasper, 1994). Eine Reihe von Nebenwirkungen sind für Trizyklika bzw. Tetrazyklika, andere wiederum für SSRIs und RIMAs charakteristisch. Die für den älteren Menschen besonders problematischen Nebenwirkungen resultieren aus den anticholinergen und alpha-1-adrenolytischen Eigenschaften der Antidepressiva der Substanzklassen der Tri- bzw. Tetrazyklika. Die anticholinergen Eigenschaften eines Psychopharmakons verursachen die Nebenwirkung der kardialen Toxizität, Mundtrockenheit und Obstipation und können außerdem nicht bei Patienten mit Engwinkelglaukom und Prostatahypertrophie gegeben werden.

Weiterhin ist die anticholinerge Wirkkomponente in Zusammenhang mit der Verschlechterung von kognitiven Leistungen gebracht worden. Hinsichtlich der Kardiotoxizität weisen Patienten mit bereits bestehenden kardialen Überleitungsstörungen das höchste Risiko auf. Durch die quinidin-ähnlichen Effekte der Trizyklika kommt es zur Ausbildung einer Tachykardie, die bei höherem Plasmaspiegel und entspechender kardialer Vorschädigung einen partiellen oder kompletten atrioventrikulären Block bewirken können. Die alpha-1 adrenolytischen Eigenschaften eines Psychopharmakons können zu einer orthostatischen Dysregulation führen und gerade bei älteren Patienten Stürze und damit Frakturen bewirken (siehe auch den Beitrag von Müller).

Die Nebenwirkungen von Medikamenten der Gruppe der SSRIs bzw. der anderen neueren Antidepressiva können dahingegen generell als unproblematisch für den älteren Menschen angesehen werden. Sie betreffen vorwiegend das vorübergehende und dosisabhängige Auftreten von gastrointestinalen Beschwerden, gelegentlich Agitiertheit und Angst. Da die meisten neueren Antidepressiva (Ausnahme: Mirtazapin, Nefazodon) als psychomotorisch neutral wirkende Medikamente eingestuft werden können, wirken sie auch nicht sedierend und machen bei bestehenden Schlafstörungen eine entsprechend vorübergehende Komedikation notwendig, die mit der Remission der Depression und damit auch der krankheitsbedingten Schlafstörung wieder abgesetzt werden kann.

In Tabelle 3 sind die jeweiligen Vor- und Nachteile einer Behandlung mit Trizyklika (TZA) und SSRIs zusammengefaßt. Wie man aus dieser Darstellung entnehmen kann, ist die Anwendung der TZA bei Patienten mit einer Altersdepression aufgrund der Toxizität bei suizidaler Absicht, aber auch aufgrund der kardiotoxischen Nebenwirkung und der Gefahr der orthostatischen Dysregulation, limitiert (Kasper & Möller, 1995). Aufgrund von Untersuchungen, vorwiegend im angloamerikanischen Raum, kann man schlußfolgern, daß die TZA Nortriptylin und Desipramin die geringsten derartigen Nebenwirkungen haben und daher von der Substanzklasse der TZA bei psychogeriatrischen Patienten zu bevorzugen sind.

Tabelle 3. Vor- und Nachteile der trizyklischen Antidepressiva (TZA) und der selektiven Serotonin-Wiederaufnahmehemmer (SSRIs) bei Altersdepression

TZA	SSRIs
VORTEILE	
• Seit vielen Jahren am Markt und dadurch Umgang vertraut	• Keine schwerwiegende Nebenwirkungen • Überdosierung nicht gefährlich (z.B. Suizidversuch)
NACHTEILE	
• Eventuell schwerwiegende Nebenwirkungen (kardiotoxisch, orthostatische Dysregulation)	• Eventuell Auftreten von Nausea (vorübergehend, dosisabhängig)
• Überdosierung gefährlich (z.B. Suizidversuch)	• z.T. erst seit kurzem auf dem Markt
• Verzögerter Wirkbeginn	• Verzögerter Wirkbeginn

3. Neuere Antidepressiva

Die verschiedenen neueren Antidepressiva und deren Zuordnung zu den jeweiligen in der Praxis verwendeten Abkürzungen sind in Tabelle 1 mit den entsprechenden gerontopsychiatrischen Dosierungen und Halbwertszeiten aufgeführt. Ein Teil dieser neueren Medikamente ist erst seit kurzem auf dem Markt, sodaß die in den kontrollierten Studien erhobenen Befunde erst durch die Praxis bestätigt werden müssen.

Die selektiven Serotonin-Wiederaufnahmehemmer (SSRI), wie Citalopram, Fluoxetin, Fluvoxamin, Paroxetin und Sertralin sind bereits am längsten auf dem Markt und neben den kontrollierten Untersuchungen auch in der Praxis breit angewandt. Insgesamt kann kein Unterschied in der Effektivität dieser Medikamente gefunden werden, sie unterscheiden sich jedoch hinsichtlich der Nebenwirkungen und pharmakokinetischer Parameter. Insbesondere das geringe Interaktionspotential von Citalopram und Sertralin sind für deren Einsatz in der Gerontopsychiatrie besonders günstig. Außer Fluvoxamin können alle SSRI in einer einmal täglichen Dosierung verabreicht werden, was für die Compliance bei gerontopsychiatrischen Patienten von Bedeutung ist.

Als Vertreter der reversiblen Hemmer der Monoaminoxidase-A (RIMA) gilt Moclobemid. Es ist der einzige im Handel befindliche RIMA, der aufgrund der Nebenwirkungsarmut und günstigen Pharmakokinetik in der Gerontopsychiatrie breit eingesetzt wird. Im Gegensatz zu den irreversiblen Hemmern der Monoaminoxidase-A und -B hemmt Moclobemid spezifisch die für die Depression relevante Monoaminoxidase-A reversibel, sodaß nicht mit den gefürchteten Nebenwirkungen der irreversiblen MAO-Hemmer (Cheese-Effekt) gerechnet werden muß.

Das noradrenalin-serotoninspezifische Antidepressivum (NaSSA) Mirtazapin wirkt durch Hemmung der Autorezeptoren, sowohl auf das noradrenerge, als auch auf das serotonerge System im Sinne einer vermehrten Neurotransmitterfreisetzung. Darüber hinaus blockiert es noch den postsynaptischen 5-HT2 und 5-HT3 Rezeptor. Wesentlich für die antidepressive Effektivität ist die agonistische Wirkung des freigesetzten Serotonins auf den 5-HT1A Rezeptor. Die Blockade des 5-HT2 Rezeptors bewirkt eine hypnotische und anxiolytische Wirkung und die postsynaptische 5-HT3 Blockade verhindert die serotonerg-spezifische Nebenwirkung der Nausea. Mirtazapin hat sich in der klinischen Praxis besonders bei agitiert-depressiven Patienten mit Schlafstörungen bewährt, da die nächtliche Einmaldosierung bereits mit einem schlafanstossenden sowie sedierenden Effekt verbunden ist. Das günstige Interaktionsprofil läßt es ebenfalls in der Gerontopsychiatrie als ein sehr günstiges Medikament erscheinen.

Venlafaxin und Milnacipran haben einen dualen Wirkmechanismus (DUAL). Beide Substanzen hemmen sowohl die Wiederaufnahme von Serotonin als auch von Dopamin. Aus tierpharmakologischen Studien kann man entnehmen, daß Venlafaxin dosisabhängig eher die Serotonin-Wiederaufnahme und Milnacipran eher die Noradrenalin-Wiederaufnahme hemmt. Allerdings ist bei höheren Dosen von Venlafaxin keine diesbezügliche Präferenz mehr zu finden. Beide Substanzen sind als nicht sedierend einzustufen. Aus den kontrollierten Untersuchungen geht hervor, daß mit Venlafaxin bei älteren Patienten, im Vergleich zu Milnacipran, häufiger kardiovaskuläre Nebenwirkungen, wie z.B. orthostatische Hypotonie bzw. EKG-Veränderungen auftraten, die bei Risikopatienten in der Praxis einer besonderen Beachtung bedürfen. Beide Medikamente können als sicher hinsichtlich des Interaktionspotentials beurteilt werden, sodaß nicht befürchtet werden muß, bei der Gabe dieser Medikamente der Spiegel der anderen Medikamente, die über das CYP450-System metabolisiert werden, zu beeinflussen.

Das dual-serotonerge Antidepressivum (DSA) Nefazodon hat als Hauptwirkmechanismus eine mittelgradige Hemmung des Serotonin-Wiederaufnahmetransporters, sowie eine Blockierung des postsynaptischen 5-HT2 Rezeptors. Dadurch kommt es zu einer Vermehrung der serotonergen Neurotransmission im synaptischen Spalt mit einer, wie bei den SSRI bekannten, antidepressiven Wirkung, die zusätzlich durch die 5-HT2 Blockade verstärkt und spezifisch akzentuiert ist. Ähnlich wie Mirtazapin, ist die 5-HT2 Blockade mit einer antidepressiven, anxiolytischen, schlafanstossenden Wirkung, sowie dem Fehlen einer sexuellen Nebenwirkung verbunden. Es empfiehlt sich eine einschleichende Dosierung, um eventuell auftretende Nebenwirkungen, wie z.B. Schwindel zu vermeiden.

Der selektive Noradrenalin-Wiederaufnahmehemmer (NRI) Reboxetin ist der erste, seit kurzem im Handel befindliche, selektive Noradrenalin-Wiederaufnahmehemmer. Desipramin, sowie Maprotilin haben zwar auch den Wirkmechanismus der Noradrenalin-Wiederaufnahmehemmung, jedoch darüber hinaus noch weitere pharmakodynamische Eigenschaften, die insbesondere bei Maprotilin wegen der auftretenden möglichen orthostatischen Dysregulation, sowie den bei beiden Medikamenten auftretenden anticholinergen Eigenschaften, den Einsatz in der Gerontopsychiatrie limitieren. Es liegen noch keine umfangreichen Erfahrungen von Reboxetin bei gerontopsychiatrischen Patienten vor. Erste Erfahrungen lassen jedoch vermuten, daß ein niedrigerer Dosisbereich, etwa 4-6 mg/Tag, verwendet werden sollte.

Von den Johanniskrautpräparaten liegen kontrollierte Untersuchungen besonders zu LI-160 vor, die jedoch bis jetzt an speziellen gerontopsychiatrischen Patienten noch nicht in der Literatur verfügbar sind. Von der breiten Palette der verfügbaren Johanniskrautpräparate liegen bis jetzt hauptsächlich systematische Untersuchungen zu wenigen standardisierten Phytopharmaka (wie z. B. Jarsin®, Neuroplant forte®) vor. Es ist wichtig, daß die dabei gewonnenen Erfahrungen nicht auf die verschiedenen anderen Extrakte, die zum Teil in niedrigster Konzentrierung angeboten werden, und deren verschiedene Inhaltsstoffe nicht standardisiert sind, übertragen werden können. Die Nebenwirkungsarmut von Johanniskraut-Extrakt-Präparaten läßt auf ein günstiges Einsatzgebiet in der Gerontopsychiatrie schliessen. Eine Wirkung ist bei milden bis moderaten depressiven Verstimmungen zu erwarten.

4. Rückfallrisiko, Erhaltungstherapie und prophylaktische Therapie

Genauso wie bei jüngeren Patienten ist auch der Verlauf der Depression beim älteren Menschen durch eine hohe Wiederauftretenshäufigkeit und die Möglichkeit eines chronischen Verlaufs gekennzeichnet. Etwa 60 Prozent der älteren Patienten genesen vollständig von einer depressiven Indexepisode, aber weisen mindestens eine weitere depressive Episode auf. Genau wie bei der antidepressiven Behandlung von Menschen im jüngeren Lebensalter, sollte auch bei Patienten mit einer Altersdepression die antidepressive Therapie in der gleichen Dosierung über die Behandlung der akuten Symptomatologie hinaus, im Sinne der Erhaltungstherapie, fortgesetzt werden. Eine sich daran anschließende prophylaktische Therapie über einen unbestimmten Zeitraum sollte mit dem Patienten vereinbart werden, wenn außer der Indexepisode bereits eine weitere Krankheitsepisode aufgetreten war, bzw. wenn weitere Risikofaktoren für das erneute Auftreten einer depressiven Erkrankung bestehen. Aufgrund der in der Literatur vorliegenden Ergebnisse muß das Rückfallsrisiko in der Phase der prophylaktischen Therapie mit keiner bzw. einer Placebotherapie als bis 2,5 mal höher eingeschätzt werden, als unter einer richtig dosierten antidepressiven Pharmakotherapie.

Tabelle 4. Richtlinien für die Psychopharmakotherapie der unipolar verlaufenden Altersdepression (ICD-10: F32 und F33)*

- Akuttherapie:
  Vorteile der Therapie überwiegen die Risiken
  Patienten sollten konsequent bis zur Remission der Symptomatologie behandelt werden

- Erhaltungstherapie (4 - 6 Monate):
  Fortführung der medikamentösen Therapie in der gleichen Dosierung über die Zeit der akuten Symptomatologie hinaus, auch wenn Symptome remittiert sind

- Prophylaktische Therapie (ab dem 6. Monat):
  Ab der 2. Krankheitsepisode. Rückfallsrisiko unter Plazebo etwa 2,5 mal höher als unter Antidepressivum

---

- Nebenwirkungsgeleitete Indikationsstellung
  SSRIs, RIMA, DUALE, NaSSA, DSA, NRI sind Medikamente der 1. Wahl

- Von TZAs ist Nortriptylin zu bevorzugen
  (Plasmaspiegel zw. 80 und 120 ng/ml)

- Bedeutsame Rolle der Psychotherapie

- EKT bei schweren, wahnhaften Depressionen

** bei der bipolaren Verlaufsform (ICD-10: F 31) schon frühzeitig an zusätzliche (zur antidepressiven Therapie) Lithium- bzw. Carbamazepintherapie denken*

DSA: duales serotonerges Antidepressivum (Nefazodon)
DUAL: duale Antidepressiva (Venlafaxin, Milnacipran)
EKT: Elektrokrampftherapie
NaSSA: Noradrenalin-Serotonin spezifische Antidepressiva (Mirtazapin)
NRI: Noradrenalin-Wiederaufnahmehemmer (Reboxetin)
RIMA: reversible spezifische Hemmer der Monoaminoxidase A (Moclobemid)
SSRI: selektive Serotonin-Wiederaufnahmehemmer
TZA: Trizyklische Antidepressiva

5. Schlussbemerkung

In der Gerontopsychiatrie kommt neben der exakten Diagnosestellung einer Depression und der Beachtung der bei der Altersdepression auftretenden komorbiden körperlichen und psychiatrischen Erkrankungen, der Auswahl des geeigneten Antidepressivums eine bedeutsame Rolle zu. Gerade hinsichtlich einer nebenwirkungsgeleiteten Indikationsstellung müssen die neueren Antidepressiva als Medikamente der 1. Wahl angesehen werden, da sie das günstigste Nebenwirkungsprofil aufweisen. Gering bis kaum kardiotoxische Medikamente, wie z.B. Mianserin bzw. Trazodon können unter diesem Aspekt ebenso in diese Gruppe eingeordnet werden, obwohl von einigen Autoren deren vergleichbare antidepressive Wirksamkeit bei schweren Depressionen angezweifelt wird. Begleitend zur Pharmakotherapie ist eine stützende Psychotherapie unerläßlich, wobei neben den charakteristischen depressiven Beschwerden und subjektiven Belastungen der Patienten, insbesondere die Suizidalität, offen angesprochen werden sollte.

MERKSÄTZE FÜR DIE PRAXIS

1. Nebenwirkungsgeleitete Indikationsstellung: Neuere Antidepressiva sind bei älteren Patienten als Medikamente der ersten Wahl anzusehen, da sie im Vergleich zu älteren Antidepressiva weniger Nebenwirkungen aufweisen.

2. Insbesondere sollten bei älteren Patienten Medikamente mit einer anticholinergen Wirkkomponente, wegen der dabei auftretenden Störungen des Herz-Reizleitungssystems bzw. kognitiver Beeinträchtigungen, gemieden werden.

3. Das Interaktionsprofil (CYP450) ist auch bei den neueren Antidepressiva von Bedeutung

4. Bei älteren Patienten mit einer depressiven Erkrankung ist häufig eine Langzeittherapie, ähnlich wie beim Hypertonus, notwendig.

5. Die Unterscheidung in unipolare und bipolare Depression ist auch in der Gerontopsychiatrie unter Behandlungsaspekten wichtig.

Weiterführende Literatur:

Benkert, O., Gründer, G., Wetzel, H. *(1997) Bietet Venlafaxin einen Vorteil gegenüber anderen Antidepressiva? Human Psychopharmacology 12: 53-64*

Depression Guideline Panel *(1993) Depression in primary care: Volume 2. Treatment of major depression. Clinical Practice guideline, Number 5. Rockville, MD. U.S. Department of Health and Human Services, Public Health Service, Agency for Health Care Policy and Research. AHCPR Publication No 93-0551. April 1993*

Ellingrod, V.L., Perry, P. J. *(1995) Nefazodone: a new antidepressant. Am. J. Health - Syst. Pharm. 52: 2799-2812*

Gottfries, C. G., Karlsson, I., Nyth, A. L. *(1992) Treatment of depression in elderly patients with and without dementia disorders. International Clinical Psychopharmacology, 6 Suppl. 5, 55 - 64*

Kasper, S. (1994) Der sichere Umgang mit Antidepressiva. PM Verlag Kössen

Kasper, S. *(1995) Biological aspects of late-life depression. In: Hofmann, P., Wieselmann,G., Zapotoczky, H. G.: Proceedings of the International Conference on Ageing, Depression and Dementia, Verlag Wilhem Maudrich, Wien, pp 127-131*

Kasper, S. *(1997) The place of milnacipran in the treatment of depression. Human Psychopharmacology 12 (3): S135-S141*

Kasper, S. *(1998) Treatment benefits of reboxetine. International Journal of Psychiatry in Clinical Practice (im Druck)*

Kasper, S., Möller, H.-J. *(1995) Antidepressive Psychopharmakotherapie. Selektive Serotonin-Wiederaufnahmehemmer (SSRI) als neues Wirkprinzip. Deutsches Ärzteblatt 92: A-428-434*

Kasper, S., Praschak-Rieder, N., Tauscher, J., Wolf, R. *(1997) A risk-benefit assessment of mirtazapine in the treatment of depression. CNS Drug Safety 17 (4): 251-264*

Müller, W. E., Kasper, S. *(Hrsg.) (1998) Johanniskrautextrakt (LI 160) als pflanzliches Antidepressivum. Psychopharmakotherapie 3 (Suppl 8): 1-69*

NIH Consensus Conference *(1992) Diagnosis and treatment of depression in late life. JAMA 268: 1018-1024*

Salzmann, C., Schneider, L. S., Alexopoulos, S. *(1995) Pharmacological treatment of depression in late life. In: Psychopharmacology: The fourth generation of progress. Hrsg: F.E. Bloom, D.J. Kupfer. Raven Press New York, pp 1471-1477*

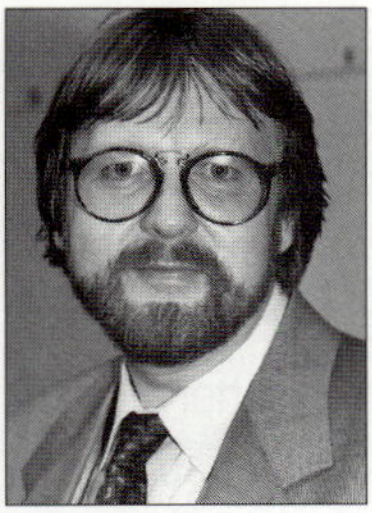

ALTERSDEPRESSION IN DER HAUSÄRZTLICHEN PRAXIS

Dr. med. Dr. rer. soc. Gismar Ziegler, Praxis für Allgemeinmedizin und Psychotherapie, Stuttgart

HÄUFIGKEIT DEPRESSIVER ERKRANKUNGEN

Depressive Erkrankungen gehören mit einer Häufigkeit von rund acht bis zehn Prozent (Lifetime-Prävalenz: Epidemiologic Catchment Area Study, Regier et al., 1984) neben den Angsterkrankungen zu den häufigsten psychischen Erkrankungen. Die Stichtagsprävalenz behandlungsbedürftiger psychischer Erkrankungen wie Depressionen liegt bei Patienten in der Allgemeinpraxis mit mindestens 20 Prozent deutlich höher (siehe auch Eisenberg, 1992). Bei schwer- und chronisch Kranken (z.B. Tumorpatienten) muß mit einer Häufigkeit von bis zu 50 Prozent gerechnet werden (siehe z.B. Ziegler, 1991), (siehe auch die Beiträge von Kurz und Ahrens).

Diese Zahlen verdeutlichen die Bedeutung der **Erkennung und Behandlung** depressiver- und Angsterkrankungen. Insbesondere für Allgemeinärzte und allgemeinärztlich tätige Internisten ist dies wichtig, da sie die primären Ansprechpartner dieser Patienten sind.

MÖGLICHE URSACHEN VON ALTERSDEPRESSIONEN

Die Ursachen für Altersdepressionen sind komplex. Familiäre Strukturen verändern sich, alte Menschen werden immer weniger in den Familien betreut. Die Vereinsamung nimmt zu, soziale Desintegration und Verlust eines Partners sind Risikofaktoren für Altersdepressionen. Dabei sind Frauen generell doppelt so häufig betroffen wie Männer.

Das Alter alleine scheint aber kein Risiko für eine Altersdepression zu sein; eher die altersabhängigen gesundheitlichen Probleme in Verbindung mit Einschränkungen der Alltagsfunktionen erhöhen das Risiko (siehe Roberts et al., 1997).

Aber auch normales Altern führt zu einer Zunahme vieler Erkrankungen wie Tumore, Schlaganfälle, Hochdruck, KHK, Parkinson und Demenz. Viele dieser Erkrankungen führen sekundär zu einer deutlichen Zunahme von Depressionen. Die häufige Multi- und Komorbidität stellt dabei ein besonderes Problem dar. Ältere Patienten leiden unter mehreren Erkrankungen gleichzeitig, sie sind komorbide. Dabei finden wir sowohl ein zeitgleiches Auftreten mehrerer psychischer Erkrankungen (z.B. Angst und Depression, Depression und Abhängigkeit), als auch eine Komorbidität psychischer und somatischer Krankheiten, die zudem noch in Wechselwirkungen stehen können (z.B. Apoplex und Depression), indem sie sich wechselseitig bedingen (siehe auch den Beitrag von Kurz).

Biologische Veränderungen im Alter führen im ZNS zu einer deutlichen Abnahme von Serotonin, Noradrenalin und Acetylcholin im ZNS. Dies bewirkt zumindest Funktionsänderungen der neuronalen Netzwerke mit dem Risiko des Entstehens psychischer Krankheiten. So führt ein Serotoninmangel möglicherweise zu Symptomen wie Depressivität, Ängsten, Schlafstörungen, Reizbarkeit, Aggressivität und Autoaggressivität, zu mangelnder Lebensfreude etc.

Auch verschiedene Medikamente können Depressionen auslösen (z.B. Antihypertensiva, Neuroleptika, Steroide). Bereits im Erwachsenenalter bestehende depressive Erkrankungen verschlimmern sich oft im Alter.

WIE KANN DER HAUSARZT EINE DEPRESSION ERKENNEN?

Grundlage der Diagnostik ist zunächst das ärztliche Gespräch, für das genügend Zeit zur Verfügung stehen muß. In diesem Gespräch müssen **psychische Erkrankungen aktiv** exploriert werden. Als spezifische diagnostische Hilfe haben sich ergänzend das DSM-IV und auch die ICD-10 sehr bewährt. Mit Hilfe klarer Symptom-Checklisten, die im Gespräch mit dem Patienten und ggf. seinen Angehörigen durchgesprochen werden können, ist die Diagnostik einer therapiebedürftigen depressiven Erkrankung relativ leicht.

Ergänzend müssen körperliche Ursachen ausgeschlossen werden (z.B. Hypothyreose, Diabetes, Herzinsuffizienz, Anämie, Vitamin-Mangel etc.). Ein vollständiger körperlicher Untersuchungsbefund ist daher unerläßlich.

Im Grundsatz ist die psychiatrische Diagnostik ähnlich der beim jüngeren Patienten (Tab. 1). Besondere Probleme der Differentialdiagnostik entstehen beim älteren Patienten aber dadurch, daß Symptome einer depressiven Erkrankung als altersgemäß interpretiert werden können. Dies wird deutlich am Beispiel von Schlafstörungen. Die bei vielen Alterspatienten bestehende Insomnie kann auch Ausdruck einer Depression sein, meist wird sie aber als altersgemäß reduziertes Schlafbedürfnis interpretiert (Tab 1.).

Auch Symptome wie pessimistische Gedanken können leicht als altersgemäß interpretiert werden, da die weitere Lebensperspektive nicht mehr positiv zu sehen ist. Dasselbe gilt für körperbezogene Ängste und Klagen über Körpersymptome, die realitätsgerecht, aber auch hypochondrisch sein können und damit eher Ausdruck einer seelischen Erkrankung sind (Tab. 1.).

Symptomatologie der Depression (major depressive disorder)
Mindestens 1 oder 2, insgesamt fünf Symptome über min. 14 Tage:
1. **Depressive Verstimmung** an fast allen Tagen: (auch Reizbarkeit, erhöhte Sensibilität, Gefühllosigkeit, innere Leere). 2. **Deutlich vermindertes Interesse oder Freude** an (fast) allen Aktivitäten, an Hobbies, „keine Freude mehr empfinden".
3. Deutlicher **Gewichtsverlust** oder Gewichtszunahme ohne Diät (> 5 Prozent des KG pro Monat). 4. **Schlaflosigkeit** oder vermehrter Schlaf an fast allen Tagen. 5. **Psychomotorische Unruhe oder Verlangsamung an fast allen Tagen:** „alles wie ein Berg", antriebsarm, 'keine Kraft', dabei oft innere Unruhe, Getriebenheit; Tagesschwankungen. 6. **Müdigkeit** oder Energieverlust an fast allen Tagen. 7. **Gefühl der Wertlosigkeit**, depressiver Wahn (Schuld-, Verarmungs-, Versündigungswahn). 8. **Verminderte Fähigkeit zu denken oder sich zu konzentrieren oder verringerte Entscheidungsfähigkeit:** Denkstörung, negatives Denken, Grübeln, kognitiv eingeengt und verlangsamt. Mnestische Störungen (an die Vergangenheit denken). 9. **Suizidalität:** Lebensüberdruß, wiederkehrende Gedanken an den Tod, Bilanz ziehen, „seine Ruhe finden wollen". Pläne für Suizid. Drängende Suizidgedanken.
Sind Kriterien 1 oder 2 sowie mindestens vier Kriterien von 3 bis 9 über mindestens 2 Wochen hinweg erfüllt, besteht eine Phase einer „major depression", die (in der Regel medikamentös) behandlungsbedürftig ist!

Tab. 1: Ein Beispiel für eine Depressions-Checkliste gemäß DSM-IV:

Ähnliche Probleme entstehen, wenn sozialer Rückzug oder Isolation falsch bewertet werden und nicht nach einer Antriebsstörung oder Angsterkrankung gefragt wird. Müdigkeit und Energielosigkeit können unspezifische Symptome einer Altersdepression sein, die Anlaß geben sollten, nach einer Altersdepression zu suchen. Hier würde die Antriebsstörung falsch interpretiert.

Bei vielen multimorbiden Älteren wird die somatische Erkrankung (Herz-Kreislauf-Erkrankungen, Krebs, neurologische Erkrankungen) primär gesehen, die depressive Erkrankung wird dabei oft vernachlässigt oder lediglich als sekundär betrachtet und dadurch nur selten behandelt.

Ältere Menschen haben oft Symptome wie bei einer beginnenden Demenzerkrankung. Dies stellt differentialdiagnostisch Probleme dar, da solche Symptome im Sinne kognitiver Beeinträchtigungen bei Altersdepressionen auftreten können, jedoch als Demenz interpretiert werden. Diese Symptomatik wird als Pseudodemenz bezeichnet. Sie ist anhand klinischer Kriterien abzugrenzen von der Demenz. Aber auch viele Demenzkranke sind im Verlauf ihrer Erkrankung depressiv. Bei Depressiven findet sich eher eine Tagesrhythmik von Stimmung und Antrieb, der Schlaf ist meist gestört, der verbale Rapport kommt verzögert, aber inhaltlich korrekt.

Sekundäre Depressionen sind relativ häufig bei hirnorganischen Erkrankungen wie Parkinson, PRIND's und Apoplex. Dabei ist die allgemeine Prognose dieser Patienten deutlich besser, wenn die Depression gering ausgeprägt ist (siehe z.B. Starkstein et al., 1987): Diese Autoren konnten in einer prospektiven Studie an 103 Apoplexpatienten zeigen (siehe auch Robinson et al., 1984), daß das Ausmaß der Depressivität nach dem Schlaganfall eine signifikante Voraussage über den weiteren körperlichen Heilungsprozeß ermöglichte. Diesen Standpunkt vertrat ebenso House (1987) in seiner Übersicht (Zusammenfassung Ziegler, 1991).

Die Frage, ob eine Altersdepression primär oder sekundär ist, ist aber keine entscheidende Frage; beide Formen sind bei entsprechendem Schweregrad behandlungsbedürftig.

Erschwert wird die Diagnostik einer depressiven- oder Angsterkrankung oft dadurch, daß Patienten ihre Krankheitssymptome nicht klar äußern können oder wollen. Sie klagen eher über somatische Symptome, die mit Depressionen einhergehen. Nicht selten stecken hinter solchen Symptomen im Grunde depressive Erkrankungen (larvierte Depression), die vom Patienten abgewehrt werden, auch wegen der Tabuisierung psychischer Krankheiten (DD: Somatoforme Störung,

Depression oder körperliche Erkrankung).

Ein Hausarzt sollte daher bei unklaren körperlichen Symptomen immer auch an eine depressive Erkrankung denken und aktiv nach ihr suchen. Mehr als neunzig Prozent aller Depressiven leidet unter Schlafstörungen. Auch chronifizierte Schmerzsyndrome, insbesondere bei Therapieresistenz gegen Analgetika, sollten die Suche nach einer Depression veranlassen.

Eine (gar nicht so seltene) Variante einer depressiven Erkrankung stellt die Dysthymie (minor depression) dar. Sie ist wesentlich weniger gut erforscht, da sie auf medikamentöse Behandlung mit TCA nicht gut ansprach.

A: **Depressive Verstimmung** während der überwiegenden Zeit (mehr als die Hälfte der Tage, die meiste Zeit des Tages) über mindestens zwei Jahre
B: Mindestens zwei der folgenden Symptome bestehen: 1. **Appetitlosigkeit** oder übermäßiges Bedürfnis zu essen, 2. **Schlaflosigkeit** oder übermäßiges Schlafbedürfnis, 3. **Energiemangel** oder **Erschöpfung**, 4. Geringes **Selbstwertgefühl**, 5. **Konzentrationsstörungen** oder Entscheidungserschwernis, 6. Gefühle der **Hoffnungslosigkeit**. C: Während einer Zweijahresperiode gab es keinen Zeitraum > 2 Monate ohne Symptome. D: Ausschluß einer Major Depression. **H: Klinisch bedeutsame Einschränkung wichtiger Funktionsbereiche!**
Ähnliche Diagnosen: Neurasthenie, chronic fatigue syndrome.

Tab.2: Symptomatologie der Dysthymie (gemäß DSM-IV)

Die Schwere einer depressiven Erkrankung kann auch über ihre Dauer definiert werden. Chronisch verlaufende Erkrankungen sind aufgrund der subjektiv erlebten Hoffnungslosigkeit und Stagnation subjektiv oftmals schwerer als heftige, aber kurzdauernde depressive Episoden. Damit kann die Dysthymie durchaus subjektiv sehr schwer verlaufen.

Die Folgen depressiver Erkrankungen könnend gravierend sein. Suizid und Suizidversuche sind typische Extreme, aber auch die Lebensqualität depressiver Patienten ist dramatisch reduziert. Depressive Menschen haben öfter Familien- und

Partnerstörungen, erkranken auch erheblich häufiger an anderen somatischen Krankheiten (Rorsman, 1974). Schließlich sind die Folgekosten der Erkrankung zu nennen, die dann wesentlich höher sind, wenn depressive Patienten falsch oder ungenügend behandelt werden (z.B. Kuren, unwirksame Medikamente).

ZUR BEHANDLUNG DEPRESSIVER ERKRANKUNGEN

Die **Therapie depressiver Erkrankungen** stellt sich im ambulanten Setting einer Allgemeinpraxis anders dar als bei stationären Aufenthalten in einer psychiatrischen, psychotherapeutischen oder auch psychosomatischen Klinik. Sie ist durch eine Reihe von Faktoren limitiert. So ist die Zeit, die jedem einzelnen Patienten gewidmet werden kann, sehr begrenzt. Dadurch, daß auch keine weitergehenden Kontakte auf einer Station, z.B. mit dem Stations- und Pflegepersonal oder in therapeutischen Gruppen stattfinden, stehen nützliche und wichtige fremdanamnestische Informationen kaum zur Verfügung (z.B. Gespräche mit Schwestern oder Mitpatienten über Suizidalität).

Der Patient verläßt nach dem Gespräch die Praxis ohne die Gewähr künftiger Kontakte. Dies beinhaltet auch die Unsicherheit einer möglichen ungenügend dosierten oder falschen Anwendung der verordneten Medikation, nicht zuletzt auch in suizidaler Absicht.

Ein wichtiger Aspekt der ambulanten Therapie ist auch der Umgang des Patienten mit Nebenwirkungen. Akut auftretende Nebenwirkungen einer Medikation können ambulant schlechter behandelt werden. Dies stellt einen Grund dafür dar, daß in der Praxis häufig niedrigere Dosen angewendet werden als in der Klinik.

Die meisten älteren Medikamente müssen wegen den anfangs stärker auftretenden Nebenwirkungen langsam aufdosiert (titriert) werden, was in der ambulanten Praxis oft schwierig ist. Hierfür wird viel Zeit benötigt. Oftmals aber verlieren die Patienten das Vertrauen in ein Medikament wegen der Nebenwirkungen.

Andererseits bietet die Therapie beim Hausarzt auch Sicherheit. Viele lebensgeschichtliche, psychosoziale oder familienanamnestische Informationen kennt der Hausarzt. Zu ihm besteht ein gewachsenes Vertrauensverhältnis. Im Rahmen der psychosomatischen Grundversorgung und der hausärztlichen Psychotherapie können geplant längere Gespräche geführt werden. Die Schwellenangst, zum Psychiater oder Nervenarzt zu müssen, entfällt.

Ein **sehr wichtiges Ziel der ersten ärztlichen Gespräche** nach der Diagnosestellung stellt die Vermittlung eines rationalen Krankheitsmodells dar. Depressive Patienten denken depressiv (kognitive Störung): Damit glauben sie an eine irrationale Verursachung ihrer Erkrankung, sie empfinden sich als Versager (*und zwar zu Recht*), sie fühlen sich schuldig (*und zwar zu Recht*), ihre Erkrankung empfinden sie als Bestrafung (*für ihre Sünden*), etc. Kaum ein depressiver Mensch hält dagegen seinen Hirnstoffwechsel für verändert oder fehlgesteuert. Hier gilt es, ein Krankheitsbild zu vermitteln, das realistisch ist, das Mut und langfristige Hoffnung macht, das den Patienten aber auch nicht überfordert. Es hat hier keinen Sinn, hauptsächlich über die frühe Kindheit oder über vermeintliche Schuld zu sprechen. Der Patient muß lernen zu sehen, daß auch bei ihm noch Positives zu finden ist, daß die Krankheit weitgehend folgenlos überwunden werden kann. Aus seiner Unwertperspektive muß eine Wertperspektive werden. Hierzu gehört das Verständnis der Erkrankung als biologisches Geschehen. Dies schließt einen möglichen psychotherapeutischen Ansatz als Ergänzung nicht aus. Es sollte aber klar sein, daß das (scheinbare) Verstehen einer Krankheit deren Therapie nicht ersetzen kann. Elemente aus der kognitiven Verhaltenstherapie sind hier sehr hilfreich (Beck, 1986).

Die **Inhalte psychotherapeutisch orientierter Gespräche** sind bei Altersdepressiven teilweise anders orientiert als bei jüngeren Patienten, wenngleich dieselben kognitiven Irrtümer (Beck, 1986) zu korrigieren sind. Die Perspektive alter Menschen ist völlig anders. Es geht nicht mehr darum, in das Berufsleben zurückzukehren oder die Karriere zu planen; der größere Teil des Lebens liegt hinter dem Patienten. Daher haben Themen wie Bilanzierung des Lebens, Erinnern, Biographie, Verlusterlebnisse (z.B. Partner, Kinder) eine sehr große Bedeutung. Hier ist es sehr wichtig, den Blick auch auf die Vergangenheit zu richten, ohne aber negativen Gefühlen oder gar Schuldgefühlen zu großen Raum zu geben. Auch die Frage eines nahenden Todes spielt hier eine sehr große Rolle, wie auch Fragen weltanschaulicher oder theologischer Art.

Eine Indikation zur medikamentösen Behandlung eines depressiven Syndroms ist spätestens ab einem mittleren Schweregrad oder bei mittlerem Leidensdruck gegeben. Insbesondere bei Einschränkungen von Alltagsfunktionen ('Disability' gemäß Achse 5 der DSM-IV) ist eine Indikation zur psychopharmakologischen Intervention gegeben.

Bislang werden in der Depressionsbehandlung meist trizyklische Antidepressiva (TCA) verabreicht. Diese zeigen in aller Regel befriedigende Therapieresultate, besitzen jedoch häufig erhebliche Nebenwirkungen, die die Compliance deutlich beeinträchtigen und damit den Therapieerfolg in Frage stellen können. Eine typische Folge in der ambulanten Praxis ist die Niedrigdosierung, um so Nebenwirkungen zu verringern. Damit aber ist die Wirksamkeit gefährdet (siehe auch den Beitrag von Laux).

Die meisten klassischen Antidepressiva (AD) wirken sedierend. Dies aber ist in der ambulanten Praxis vor allem dann unerwünscht, wenn der Patient trotz seiner depressiven Erkrankung möglichst intensiv am Leben partizipieren soll. Insbesondere berufstätige Depressive können sedierende AD schlecht tolerieren, da Arbeitsfähigkeit und Alltagsfunktionen oft zu sehr eingeschränkt werden.

Auch eine begleitende Psychotherapie, bei der der Depressive und der Angspatient strukturiert und aktiviert werden soll, ist mit einer übermäßigen Sedation oft schwer möglich (siehe auch Eisenberg, 1992).

Das Argument, nichtsedierende AD könnten bei latenter Suizidalität diese bahnen und provozieren, ist nach neueren wissenschaftlichen Untersuchungen nicht haltbar (siehe z.B. Möller, 1992).

Sedierende Eigenschaften sind eher bei Patienten vorteilhaft, die sehr schwer krank und agitiert stationär behandelt werden. Sie sind aber auch bei ausgeprägten Schlafstörungen sinnvoll, die damit in der Regel ohne die adjuvante Therapie mit Hypnotika behandelt werden können, indem die volle Dosis eines sedierenden Antidepressivums zur Nacht verabreicht wird.

Ein typisches Problem stellt die häufig auftretende orthostatische Hypotension dar, da sie den Patienten in seinem Alltag erheblich behindert; sie kann auch die Ursachen von Stürzen sein (siehe Thapa et al., 1998).

Die zentralnervöse Wirkung anticholinerg wirksamer Antidepressiva kann, besonders bei älteren Patienten, zu Störungen des Kurzzeitgedächtnis und damit zu Verwirrtheit führen. Diese Nebenwirkungen können sich bis zu deliranten Zustandsbildern (Acetylcholinmangel-Delir) steigern. In der Folge entsteht eine Mischsymptomatik, die differentialdiagnostisch oftmals schwer einschätzbar ist. Über die langfristigen anticholinergen Effekte bei länger dauernder Erhaltungstherapie chronifizierter Depressionen wissen wir sehr wenig. Hier ist anzunehmen, daß es gleichfalls zu Gedächtnisstörungen kommt.

Fallbericht:

Eine 69jährige Patientin, pensionierte Gymnasialdirektorin, kommt in die Praxis mit der Diagnose Insomnie. Im weiteren Verlauf der Diagnostik werden ausgeprägte Gedächtnisprobleme benannt. Diese seien so schlimm, daß die Pt. zeitweise im Satz nicht mehr weiß, was sie sagen wollte. Das sei auch schon beim Einkaufen passiert, da habe sie nicht mehr gewußt, was sie kaufen wollte. Der Schlaf selbst sei recht gut, seit sie die Medikamente einnehme. Aber morgens besteht eine ausgeprägte Müdigkeit, die mindestens bis 10 Uhr anhalte. Sie habe keinerlei Energie, fühle sich abgeschlagen, schwindelig und müde, könne sich selbst nicht mehr leiden, fühle sich wertlos und nutzlos. Wenn sie nur tot wäre, das wäre gut. Dabei hätte sie doch so gerne ihren Ruhestand genießen wollen. Sie unternehme nichts mehr, weil sie sich nichts mehr zutraue. Vor allem aber, was denken die anderen Menschen über mich?

Die weitere Exploration zeigt ein schweres Bild einer major depression. Internistisch ist die Patientin völlig gesund. Die Medikation war: Amitriptylin 25mg - 0 - 50mg. Seit Einnahme dieser Medikation war der Schlaf gebessert, die Gedächtnis- und Orientierungsprobleme traten aber zeitgleich auf. Diese Medikation war in einer psychiatrischen Kurklinik verordnet worden. Der Hausarzt hatte die Medikation unverändert beibehalten. Nach Umstellung der Behandlung auf einen SSRI morgens, anfangs zeitlich überlappend mit Amitriptylin zur Nacht, dann Umstellung auf Trazodon zur Nacht (100mg), war nach wenigen Wochen eine dramatische Besserung sichtbar. Nach 10 Wochen Behandlung, flankiert durch psychotherapeutisch orientierte Gespräche (kognitive Verhaltenstherapie, Alltagsplanung und Strukturierung von Aktivitäten), war die Patientin weitgehend beschwerdefrei. Die Medikation wird längere Zeit beibehalten, vorgesehen ist ein Zeitraum von mindestens 12 Monaten

Kommentar:

Die Symptomatik war zwar richtig als Altersdepression interpretiert worden, die Wahl des Medikamentes war falsch. Die anticholinergen Wirkungen verursachten massive Gedächtnisprobleme und pseudodemente Symptome. Die antihistaminerge Wirkung führte zum besseren Schlaf mit hang-over in den Tag. Die morgendliche Gabe des sedierenden AD verstärkte die Müdigkeit und damit die Energielosigkeit sowie die Antriebsschwäche. Möglicherweise konnte die Depression nicht gebessert werden, weil einige Symptome dieser Grunderkrankung durch die falsch ausgewählte Medikation verschlimmert wurden.

Überleitungsverzögerung und andere mögliche kardiale Nebenwirkungen spielen beim Alterspatienten, vor allem aber beim Herzkranken eine bedeutsame Rolle. Die meisten älteren AD führen zu Sedation, zur Austrocknung der Schleimhäute (Mundtrockenheit, aber auch zur Austrocknung genitaler Schleimhäute). Ein klinisch erhebliches Problem, das zu selten Erwähnung findet, ist die oft ausgeprägte Gewichtszunahme, die bei allen älteren Antidepressiva auch bei niedrigkalorischer Ernährung auftreten kann.

Nicht sedierende Substanzen dagegen können Schlafstörungen verschlimmern oder provozieren. Als häufige spezifische Nebenwirkung der bisherigen Serotonin-Reuptake-Hemmstoffe (SSRI, z.B. Fluoxetin, Paroxetin, Fluvoxamin) ist Übelkeit (> 20 Prozent) in Verbindung mit einem reduzierten Appetit zu nennen. Diese Effekte lassen die Anwendung bei der Bulimie überlegenswert erscheinen; hierzu liegen auch erste positive Resultate aus kontrollierten Studien vor (siehe z.B. Fava et al., 1990). Gravierend erscheinen die sehr häufigen sexuellen Dysfunktionen der SSRI und fast aller alter AD (Ausnahme: Trazodon).

Die meisten Nebenwirkungen lassen sich direkt aus ihrem Bindungsverhalten an den Wirkorten (Wirkprofil) im Zentralnervensystem (ZNS) und dem peripheren vegetativen Nervensystem (VNS) ableiten (siehe den Beitrag von Müller).

Die Auswahl eines Medikaments sollte unter Beachtung der Nebenwirkungen und möglichen Risiken, der Toxizität und der therapeutischen Zielsetzung erfolgen. Bei einer solchen Abwägung wird deutlich, daß die neueren Medikamente bezüglich Nebenwirkungen und Risiken insbesondere beim älteren Patienten deutliche Vorteile aufweisen (selektivere Wirkung, weniger Nebenwirkungen, geringere Toxizität).

Substanz	Sedation	Schlafstörung	anticholinerg	Hypotensin	Übelkeit	Überleitung ⇧	Gewicht ⇧	neg.inotrop
Amitriptylin	+++	0	+++	+++	0	++	+++	++
Nortriptylin	++	0	+	+	0	+	++	+
Imipramin	++	0	++	++	0	++	+++	++
Clomipramin	0	+	++	+	+	++	+++	++
Trimipramin	+++	0	+++	++	0	++	++	+
Doxepin	+++	0	++	+++	0	++	+++	++
Maprotilin	++	0	+	++	0	+	++	+
Trazodon	++	0	0	+	0	0	+	0
Mianserin	++	0	0	++	+	0	+	0
Fluoxetin	0	+/0	0	0	+	0	0	0
Fluvoxamin	0	+/0	0	0	+	0	0	0
Paroxetin	0	+/0	+	0	+	0	0	0
Citalopram	0	+/0	0	0	+	0	0	0
Sertralin	0	0	0	0	+	0	0	0
Moclobemid	0	+	0	0	0	0	0	0
Mirtazapine	+++	0	+	0	0	0	+++	0
Venlafaxin	+	0	0	0	+	0	0	0
Nefazodon	++	0	0	+	+	0	0	0

+++ = extrem ausgeprägt, ++ = voll erfüllt, 0 = nicht erfüllt. Nach Ziegler (1994) [verändert nach: Potter et al. (1991)]

Tab. 3: Nebenwirkungsprofile der alten und neuen Antidepressiva.

PROBLEM KOMORBIDITÄT UND KOMEDIKATION

Die meisten älteren Menschen sind komorbide resp. multimorbide. Unter Komorbidität versteht man das zeitgleiche Auftreten verschiedener Erkrankungen, ohne wechselseitige Bedingung. Viele Patienten erhalten häufig wegen anderer Erkrankungen bereits eine medikamentöse Behandlung. Hier ist sicherzustellen, daß eine zusätzliche Psychopharmakotherapie nicht oder nur in geringem Ausmaße mit der bisherigen Behandlung interferiert. Solche Wechselwirkungen können eine Vielzahl von Gründen haben (z.B. kinetische Interaktion, gegenseitige Hemmung des Metabolismus, direkte Wechselwirkung am Wirkort). Sie sind im Einzelfalle kaum überschaubar.

Die Behandlung depressiver Patienten in der Allgemeinpraxis wird häufig durch die Komorbidität der Patienten kompliziert. Dies gilt vor allem für ältere Patienten, die meist eine oder mehrere somatische Grunderkrankungen aufweisen. Hieraus resultieren nicht selten auch Kontraindikationen (siehe Tab. 4) für eine medikamentöse antidepressive Therapie, die sowohl aus der Grunderkrankung wie auch der Begleitmedikation resultieren kann.

Altersmedizinische Kontraindikationen und mögliche Indikationen für AD-Therapie			
	Moclobemid	TCA u.ä.	SSRI
Hypertonie	-	-	-
KHK, AP, Z.n. Infarkt	-	+	-
Herzinsuffizienz	-	+	-
tachykarde Rhythmusstörung	-	-/!	-
bradykarde Rhythmusstörung	-	+	-
Asthma bronchiale	-	-	-
Ulcera im GI-Trakt	-	-/!	-
Obstipation	-	+	-
Hepatopathien	?	?	?
Niereninsuffizienz	-	-	-
Diabetes mellitus	-	?	-
Malignome	-/!	-/!	-/!
Adipositas	-	+	-/!
Schmerzsyndrome	-	-/!	-
Prostata-Adenom	-	+	-
Glaukom	-	+	-
Schlafstörungen	+	-/!	-
Alkohol-Abusus	-	+	!
- = keine Kontraindikation (KI), ? = fragliche KI, + = KI, +/- bei einzelnen Substanzen KI, ! = mögliche Indikation			

Tab. 4: Kontaindikationen für Antidepressiva im Alter

Bluthochdruck, Asthma bronchiale, Niereninsuffizienz, Diabetes Typ I und Typ II, Schmerzsyndrome und Malignome stellen per se keine Kontraindikation gegen eine antidepressive Therapie dar. Im Gegenteil, nicht selten ist eine antidepressive Behandlung als adjuvante Maßnahme sinnvoll. Bei chronischen Schmerzsyndromen können einige trizyklische Antidepressiva die Analgesie klinisch relevant unterstützen. Für SSRI liegen hierzu keine positiven Daten vor, hier scheinen eher Antidepressiva mit einem noradrenergen Wirkprinzip sinnvoll zu sein.

Schwierig wird die Anwendung älterer Antidepressiva aber bei KHK und nach Myokardinfarkten. Eine zusätzliche Blutdrucksenkung durch alphablockierende Eigenschaften kann dabei ebenso unerwünscht sein wie Erregungsausbreitungsstörungen und tachykarde Effekte aufgrund anticholinerger Wirkungen.

Schwere Hepatopathien zwingen in der Regel zur Dosisanpassung, Adipositas stellt im Grunde eine Kontraindikation für alle gewichtssteigernde Antidepressiva dar. Prostataadenome stellen ebenso eine klare Kontraindikation gegen anticholinerg wirksame Antidepressiva dar wie ein Glaukom und eine chronische Obstipation. Sehr viel unübersichtlicher sind die Kontraindikationen, die aus möglichen Wechselwirkungen mit anderen Medikamenten resultieren.

Hier ist als besonderes Problem das *„doctorshopping"* zu sehen, wenn Patienten mehrere Ärzte konsultieren und von diesen ohne gegenseitige Kenntnis medikamentös behandelt werden.

Die Behandlung chronischer Insomnien ohne organische Ursache bleibt eher den niedrig dosierten sedierenden (älteren) Antidepressiva vorbehalten, die ausreichend wirksam sind (therapeutische Lücke der SSRI), wenngleich auch die SSRI den Schlaf langfristig gelegentlich positiv beeinflussen können.

Ein limitierender Faktor einer hochdosierten Therapie mit verschiedenen Antidepressiva stellt deren Toxizität dar (Tab. 5). Das Risiko einer suizidalen Intoxikation ist bei Depressiven in hohem Maße gegeben, häufig werden dazu Antidepressiva eingesetzt (vor allem von Frauen).

Die Tabelle zeigt Daten zur Häufigkeit tödlich verlaufender Intoxikationen in Relation zur Verordnungshäufigkeit sowie die Toxizität (als Ausdruck der min. letalen Dosis oder des Quotienten letaler Dosis/therapeutischer Tagesdosis) verschiedener Substanzen. Es wird deutlich, daß die SSRI und Moclobemid hier einen sehr großen Vorteil besitzen.

Ihre therapeutische Breite ist extrem groß, was gerade bei suizidalen Patienten von enormer Bedeutung ist.

Toxizität verschiedener Antidepressiva

Substanz	Todesfälle pro Million Neuverordnung	minimale LD	LD/TD
Tricyclische AD	49,6	ab 700 mg (10 mg/kg KG)#	
Amitriptylin	33,2	2000 mg	
Imipramin	25,2	1500 mg	
Trimipramin	8,7	? hohe Toxizität!	
Clomipramin	n.b.	ca. ab 1500 mg#	
Doxepin			
MAO-Hemmstoffe			
Tranylcypromin	61,3	?	
Moclobemid	n.b.	> 20 g	> 70
Andere AD			
Mianserin	34,9	?	
Maprotilin	10,3	ca. ab 3000 mg	
Trazodon	10,1	> 9 g	> 30
Lofepramin	2,7	?	
SSRI			
Fluvoxamin	6,2		ca. 350
Fluoxetin	0		ca. 700
Paroxetin	n.b.		ca. 700
Citalopram	n.b.		> 2000$

LD = minimale letale Dosis am Menschen, TD = therapeutische Dosis, n.b. = nicht in Studie enthalten, # gleiche Toxizität tierexperimentell, $ tierexperimentell
Ziegler (1996), ergänzt und verändert nach Henry & Antao (1992)

Tab. 5: Toxizität der Antidepressiva

Bei älteren Menschen können Intoxikationen aber auch zufällig auftreten, wenn „aus Versehen", bzw. Vergeßlichkeit, eine Tagesdosis mehrfach eingenommen wird.

Die TCA, insbesondere Amitriptylin (gilt auch für Amitriptylin-Oxid) und Clomipramin, schneiden hier wegen ihrer ausgeprägten Toxizität besonders ungünstig ab, aber auch Doxepin und Trimipramin sind mit einer minimalen letalen Dosis von 1,5 Gramm (entspricht 15 Tabletten zu 100 mg) sehr toxisch. Bei Packungsgrößen von 100 Tabletten verfügen Patienten damit über Mengen, deren vollständige Einnahme sicher letal wirkt. Daher sollten heute in der ambulanten Medizin primär die neueren Antidepressiva verordnet werden.

Besonderheiten der Dosierung im Alter

Mit zunehmendem Alter der Patienten verändert sich die Pharmakologie vieler Medikamente. Solche Veränderungen sollten bei der Verordnung berücksichtigt werden (siehe Beitrag von Müller).

Zu ihnen gehören:
- Veränderungen der Absorption,
- Veränderungen der Verteilung der Medikamente,
- Veränderungen des Metabolismus,
- Veränderungen der Ausscheidung,
- Sensibilität gegenüber dem Medikament.

Bei älteren Menschen sind in der Regel Metabolisierung in der Leber und Exkretion über die Niere reduziert. Damit entstehen höhere Plasmaspiegel der Medikamente als bei jüngeren Patienten.

Als Faustregel gilt, daß bei älteren Patienten niedriger dosiert werden muß als bei jüngeren Patienten.

Was ist für den Hausarzt wichtig?

Der Hausarzt benötigt für die medikamentöse Behandlung psychischer Erkrankungen unkompliziert anzuwendende Substanzen, die möglichst keine therapeutischen Lücken offen lassen, indem sie nahezu alle Symptombereiche depressiver Erkrankungen günstig beeinflussen (breites Wirkprofil, möglichst auch wirksam bei Angsterkrankungen).

Neben der breiten Wirksamkeit und sehr guten Verträglichkeit sind dann eine geringe Toxizität (Cave: Suizidrisiko), das Fehlen von Wechselwirkungen mit anderen Medikamenten sowie eine geringe Zahl von Kontraindikationen (z.B. bei Multimorbidität) von entscheidender Bedeutung. Ideal wäre ein Breitbandpsychopharmakon, das unkompliziert bei jedem Patienten in derselben Dosierung angewendet werden kann, ohne daß eine Dosistitration erforderlich wird. Von Vorteil wäre es auch, wenn diese Substanz bei allen Arten von Depressionen und auch Angsterkrankungen wirksam sind. Gerade Ängste und Depressionen treten häufig komorbide auf bzw. wechseln sich im Zeitverlauf ab.

Ein rascher Wirkeintritt wäre von großem Vorteil, da hierdurch die Compliance des Patienten erheblich gesteigert werden könnte.

Ein neues Antidepressivum soll daher vor allem folgende Forderungen erfüllen:

1. Höhere Wirksamkeit als andere Antidepressiva;
2. weniger Nebenwirkungen als andere Antidepressiva, insbesondere keine anticholinergen Wirkungen und keine kardialen Nebenwirkungen;
3. geringere Toxizität im Falle einer Überdosierung;
4. keine Wechselwirkungen mit anderen Medikamenten, mit Alkohol oder Nahrung;
5. rascher Wirkeintritt, Langzeittherapie möglich;
6. keine sedierenden Eigenschaften;
7. leichte Handhabung der Anwendung und Dosierung;
8. Monotherapie möglich, keine therapeutischen Lücken;
9. anwendbar auch beim multimorbiden und alten Menschen.

Ein Medikament, das diese Forderungen erfüllt, erlaubt eine **einfach durchzuführende, unkomplizierte Therapie.**

Der Hausarzt benötigt klare Handlungsanweisungen.

Die folgenden Listen stellen solche Empfehlungen auf.

Maßnahmen bei Verdacht auf eine depressive Erkrankung

Ärztliches Gespräch, körperliche Untersuchung, Zielsetzung kurzfristig

- Entlastung schaffen durch problembezogene Gespräche
- Soforthilfe anbieten, ggf. durch Medikation
- Beziehung und Vertrauen aufbauen
- Abschätzen von Suizidalität ⇨ Konsequenzen!
- Vermittlung eines rationalen Krankheitsmodells (Attribution)
- Diagnostik (organische Depression vs. reaktiv, Umfeld)
- Vereinbarung fester regelmäßiger Termine

Vorläufige **Diagnose Depression** ⇨ antidepressive Therapie!

Cave: Moralische Wertung (Selbstmord), Hinwegdiskutieren, Katastrophisieren ('dann müssen Sie in die geschlossene').

Im ärztlichen Gespräch muß aktiv exploriert werden. Depressive Patienten sind antriebsgestört, sie berichten nicht spontan von ihrer Depression. Vor allem halten sie ihren Zustand für unabänderlich und teils altersgemäß. Sie fühlen sich dafür selbst verantwortlich und teils schuldig. Im Rahmen einer körperlichen Untersuchung mit Labor sollten die wichtigsten körperlichen Ursachen einer Depression abgeklärt werden.

Von gravierender Bedeutung erscheint es, dem Patienten ein rationales Krankheitsmodell zu vermitteln. Hier bewährt es sich zu erklären, daß eine depressive Erkrankung eine Stoffwechselstörung im ZNS darstellt, die mit Hilfe entsprechender medikamentöser Maßnahmen wieder normalisiert werden kann (ähnlich einer Zuckererkrankung). Es müssen regelmäßige Termine vereinbart werden.

Der Hausarzt muß zusätzlich das Risiko der Suizidalität abschätzen können. In der nachfolgenden Tabelle sind Risikokriterien für eine erhöhte Suizidalität genannt.

Risiko-Kriterien für Suizidalität
- Suizidversuche in der Anamnese, insbesondere sehr aggressiver Natur - akute, angekündigte Suizidalität - wahnhafte Einengung, Wahnsymptomatik - ausgeprägte Agitiertheit - plötzliche scheinbare Abgeklärtheit und Ruhe - hohes Alter, Depression nach Partnerverlust - impulshafte Suizidgedanken oder Handlungsimpulse, Hyperimpulsivität - schwere soziale Probleme (Schulden, Wohnung, Verlust Arbeitsplatz)
Bipolare Erkrankungen, schizoaffektive Störungen, Pers.-Störungen, Zwänge, Abusus (Alkohol, Drogen), körperliche Erkrankungen, chronische Schmerzen!

Maßnahmen: *Ggf. stationäre Behandlung, Intensivtherapie (z.B. tägliche Infusionen, Maximaldosierung, Lithium), Anbinden an Familie, Freunde. Konsultation eines Facharztes (auch aus forensischen Gründen).*

Wird die Verdachtsdiagnose Depression nach diesen ersten Maßnahmen bestätigt, ist eine medikamentöse Behandlung zu beginnen. Bei bestehender Suizidalität sollte eine stationäre Behandlung angestrebt werden. Ist dies nicht möglich, müssen intensive ambulante Maßnahmen ergriffen werden. Hier kann z.B. eine tägliche Infusionstherapie (morgens) sinnvoll sein.

Zur Verfügung steht heute eine breite Auswahl alter und neuer Substanzen. Alle hier genannten sind als wirksam einzustufen. Dennoch gibt es teils erhebliche Unterschiede: Die neueren Substanzen, insbesondere die SSRI, stellen dabei den gravierendsten Fortschritt in der antidepressiven Therapie der letzten zehn Jahre dar. Aus der Sicht des niedergelassenen Allgemeinarztes sind sie vorteilhafter als die TCA und wesentlich besser verträglich. Eine Dosisadjustierung ist selten erforderlich, die therapeutische Breite ist extrem groß, meist ist eine Monotherapie mit Einmalgabe möglich. Gleichzeitig hinterlassen sie nur wenige therapeutische Lücken, ihr Wirkprofil ist sehr breit. Sie gehören daher eindeutig zu den Medikamenten erster Wahl.

Ein Hausarzt sollte aus jeder Substanzgruppe einige Medikamente sehr gut kennen und mit Ihnen theoretisch wie praktisch vertraut sein

Antidepressiva 1. Wahl:
SSRI: Citalopram (Cipramil™), Sertralin (Zoloft™, Gladem™), Paroxetin (Seroxat™), Fluoxetin (Fluctin™), u.a. **Andere AD:** Moclobemid (Aurorix™), Venlafaxin (Trevilor™), Mirtazapin (Remergil™). **TCA:** Doxepin (Aponal™, Sinquan™), Trimipramin (Stangyl™), Trazodon (Thombran™).
2. Wahl wg. Toxizität + NW: Maprotilin (Ludiomil™, Generika), Dibenzepin (Noveril™), Clomipramin (Anafranil™), Amitriptylin (Saroten™, Laroxyl™, Generika) u.a.
Auswahl nach Wirkprofil der Substanz Zielsymptomen: Z.B. sedierend vs. stimulierend; Nebenwirkungen, Verträglichkeit, Compliance, Kontraindikationen. **Begleitmedikation:** Ggf. vorübergehend Tranquilizer zur Nacht und gegen Angst (Benzodiazepine: Clonazepam (Rivotril™), Bromazepam (Lexotanil™), Lorazepam (Tavor™). **Therapieversuch:** Mindestens 4 bis 6 Wochen mit einer Medikation. **Begleittherapie:** Supportive Gespräche, kognitive Verhaltenstherapie. **Therapiedauer:** Bis mindestens 6 Wochen stabil im Alltag, dann ggf. langsames Ausschleichen (ca. 10 bis 25% Dosisreduktion pro Woche). Besser aber 6 - 12 Monate stabilisierende Therapie. **Erfolg:** Ca. 70%.

Tab. 6: Therapieschema einer unkomplizierten Altersdepression (nicht bipolar)

Als Antidepressiva erster Wahl sind heute die SSRI zu sehen; ergänzend sind hier zu nennen Moclobemid, Venlafaxin, Mirtazapin oder Trazodon als sedierendes Antidepressivum mit relativ kurzer Wirkdauer (Wirkdauer ca. 6 - 10 Stunden, daher ideal zur Nacht). Als trizyklische Antidepressiva sind zu erwähnen Trimipramin und ggf. noch Doxepin (cave: anticholinerg)(siehe auch Beiträge von Laux und Kasper).

Citalopram kann bei Altersdepressiven meist in der halben Dosierung angewendet werden (oft genügen 10 mg), bei Sertralin, Paroxetin und Venlafaxin dagegen sind die normalen Dosierungen erforderlich, da sich die Kinetik im Alter nicht relevant verändert.

Eine Therapie sollte minimal zunächst über 6 Wochen in voller Dosierung durchgeführt werden. Ggf. können als Begleitmedikation während der ersten Wochen Benzodiazepine verabreicht werden, z.B. zur Erleichterung von Ängsten und Schlafstörungen. Führt diese Behandlung zur klinischen Besserung, sollte sie wenigstens 6 bis 12 Monate weitergeführt werden. Bei einem Rezidiv oder einer wiederkehrenden depressiven Erkrankung sollte diese antidepressive Therapie lebenslang weitergeführt werden. Hierfür sind natülich die nebenwirkungsarmen neuen Substanzen besonders geeignet.

Eine solche Behandlung führt bei 70 Prozent aller Patienten zum Erfolg. Allerdings scheint die Prognose von Altersdepressionen ungünstiger zu sein als bei jungen Erwachsenen.

Bei diagnostischen Zweifeln bietet es sich an, eine probatorische Behandlung über sechs Wochen in voller therapeutischer Dosierung einzuleiten. Bessert sich damit die Symptomatik, kann rückschließend die Diagnose Altersdepression als gesichert gelten.

Von erheblicher Bedeutung ist die Frage, wann die Behandlung beendet werden kann, resp. wie lange sie weitergeführt werden muß. Studien zeigen, daß ambulant, insbesondere in der hausärztlichen Praxis, oft zu niedrig dosiert und zu kurz behandelt wird. Ein weiterer häufiger Fehler stellt die Verordnung unwirksamer Medikamente dar. Hieraus resultieren scheinbar therapieresistente Patienten und vor allem Rezidiverkrankungen. Depressionen haben, wie auch Angsterkrankungen, eine vergleichsweise hohe Quote an Rezidiven.

Es gilt als Grundsatz, daß bei der ersten mittelschweren Episode einer depressiven Erkrankung mindestens 6 bis 12 Monate lang behandelt werden sollte; beim Alterspatienten sollte dieser Zeitraum durchaus zwei Jahre betragen, wobei die volle therapeutische Dosierung verabreicht wird. Eine Dosisreduktion oder Absetzen sollte nicht in der dunklen Jahreszeit stattfinden. Nach einem ersten Rückfall sollte eine Erhaltungstherapie minimal fünf Jahre dauern, beim Altersdepressiven mit Rezidiven das restliche Leben lang. Zur Rückfallprophylaxe und Remissionserhaltung bieten sich heute die sehr gut verträglichen neueren Antidepressiva als Ersatz für Lithium an (bei unipolaren Patienten oder häufigen depressiven Episoden). Dennoch kann auch Lithium in angemessener Dosierung Alterspatienten (primär bei bipolaren Verläufen) problemlos verabreicht werden.

WELCHEN STELLENWERT HABEN DIE NEUEREN ANTIDEPRESSIVA IN DER HAUSÄRZTLICHEN PSYCHOPHARMAKOTHERAPIE, INSBESONDERE BEIM ALTERSPATIENTEN?

Bewertet man die neueren Antidepressiva gemäß den oben aufgestellten Forderungen, ist die Bilanz insgesamt positiv. Die neueren AD sind zwar nicht wirksamer, weisen aber erheblich weniger Nebenwirkungen auf als die TCA. Gleichzeitig sind sie wesentlich sicherer.

In mehreren Studien konnte gezeigt werden, daß Citalopram bei Altersdepressionen (siehe z.B. Gottfries et al., 1992) und bei dementen Patienten mit depressiven Störungen (Nyth & Gottfries, 1990) sehr gut wirksam war.

Ähnliches gilt für Sertralin, das in mehreren Studien an Altersdepressiven im Vergleich zu Nortriptylin, zu Amitriptylin und zu Fluoxetin eingesetzt wurde. Bei allen Vergleichen war Sertralin zumindest gleich wirksam, aber deutlich besser verträglich. Der Wirkeintritt war unter Sertralin verkürzt, die Abbruchquote wegen Nebenwirkungen deutlich geringer (siehe z.B. Cohn et al., 1990; Coffey et al., 1998). Sertralin wurde auch in Studien bei Parkinson-Patienten, die auch an Depressionen litten, eingesetzt. In mehreren Studien konnte gezeigt werden, daß Sertralin hierbei sicher und wirksam war (siehe z.B. Hauser & Zesiewicz, 1997; Meara et al., 1996).

Auch für Paroxetin liegen positive Daten aus Vergleichsstudien, u.a. zu Amitriptylin, Doxepin, Clomipramin und Mianserin, vor (siehe Dunbar, 1995). So konnten Katona et al. (1998) in einer Vergleichsstudie zu Imipramin bei 198 Patienten mit einer Altersdepression, komorbide mit einer Demenzerkrankung, zeigen, daß beide Substanzen gleich wirksam waren. Tendenziell aber war Paroxetin besser verträglich, Verwirrtheit war in der Imipramin-Gruppe dreimal so häufig wie unter Paroxetin.

Mit Moclobemid konnte gezeigt werden, daß diese Substanz bei Altersdepressiven (durchschnittliches Alter 73,6 Jahre) in einer mittleren Dosierung von 400mg im Vergleich zu Placebo hoch signifikant wirksam war. Depressive Symptome wurden sehr gut gebessert, aber auch Demenz-Symptome konnten deutlich reduziert werden. Hier liegt eine gut kontrollierte Studie (Roth et al., 1996) an 694 Patienten (durchschnittliches Alter 73,6 Jahre) vor, die entweder an einer Demenzerkrankung, komorbide mit einer Depression oder an einer Depression alleine litten (gemäß DSM-III). Im Placebo-Vergleich war Moclobemid in einer Dosierung von 400mg deutlich überlegen, vor allem konnten auch die kognitiven Funktionen der Patienten gebessert werden.

Auch für Venlafaxin liegen aussagekräftige Befunde bei Altersdepressionen vor (siehe z.B. Dierick, 1996).

Die Tabelle 7 faßt die Bewertung für die neuen Antidepressiva zusammen.

Welche Forderungen erfüllen die neuen Antidepressiva?

1. Höhere Wirksamkeit?	Nein!
2. Weniger Nebenwirkungen gesamt?	Moc/SSRI/Nefa/ Venlafaxin/Mirt
keine anticholinergen Wirkungen?	alle!
keine kardialen Nebenwirkungen?	alle!
3. geringere Toxizität im Falle einer Überdosierung?	alle!
4. kaum Wechselwirkungen mit anderen Medikamenten	Cit/Nefa/Ven
mit Alkohol oder mit Nahrungsbestandteilen?	SSRI/Nefa/Ven/Moc
5. schnellere Besserung der depressiven Symptomatik?	Moc/Cit/Ser
6. keine sedierenden Eigenschaften?	Moc/SSRI
7. Leichte Handhabung der Anwendung und Dosierung?	SSRI
8. Monotherapie möglich?	SSRI/Ven/Mirt
9. Anwendbar beim multimorbiden/ alten Menschen?	SSRI/Ven/Moc/Mirt

Therapeutische Lücken:

- Schlafstörungen:	Moc > SSRI, nicht Mirt
- Unruhe und Agitiertheit:	Moc > SSRI, nicht Mirt

Abkürzung: Moclobemid (Moc), Paroxetin, Venlafaxin (Ven), Mirtazapin (Mirt), Citalopram (Cit), Sertralin (Ser), Nefazodon (Nef)

Eine höhere Wirksamkeit ist nach den Ergebnissen klinischer Studien bei keinem der neueren AD gegeben. In der Allgemeinpraxis allerdings relativiert sich diese Einschätzung. Betrachtete man die globalen Resultate aller begonnenen antidepressiven Behandlungen nach drei Monaten, wären die Resultate für die neueren AD durchweg besser, wenn in diese Berechnung die Abbruchquoten eingerechnet würden. Diese sind unter TCA deutlich höher.

Es steht außer Frage, daß die SSRI, aber auch Moclobemid und Venlafaxin, deutlich weniger Nebenwirkungen aufweisen als die TCA und die meisten anderen älteren AD. Insbesondere sind diese Substanzen nicht anticholinerg wirksam, was beim Alterspatienten von erheblicher Bedeutung ist (ZNS, VNS). Daß keine Beeinflussung von Herz-Kreislauf-Funktionen auftritt, ist gleichfalls als Vorteil zu werten. Dasselbe gilt für die gegenüber den TCA extrem verbesserte Sicherheit der neuen Substanzen. Interaktionen oder Kontraindikationen aufgrund einer Grunderkrankung sind bei Citalopram, Sertralin und Venlafaxin selten; insgesamt sind auch hier die neuen Substanzen überlegen.

Sowohl Citalopram wie auch Sertralin und Moclobemid scheinen rascher zur klinischen Besserung zu führen als die TCA, auch wenn diese Unterschiede klinisch kaum relevant sind. Hier bietet sich nach wie vor an, zu Beginn einer AD-Therapie Benzodiazepine mit zu verabreichen, damit einzelne Zielsymptome (Angst, Insomnie) sofort gebessert werden.

Die meisten neueren AD (Ausnahme Mirtazapin und Nefazodon) wirken nicht sedierend; dies ist bei aktiv im Leben stehenden Menschen ein klarer Vorteil; bei Altersdepressionen erlaubt dies wesentlich bessere Alltagsfunktionen.

Einfach anzuwendende Substanzen sind die SSRI, insbesondere Sertralin und Citalopram. Eine Dosistitration ist bei diesen Medikamenten nicht erforderlich, meist reicht eine Monotherapie aus. Dabei ist auch die Einmalgabe möglich, was gerade bei älteren Patienten wichtig ist.

SSRI (vor allem Citalopram und Sertralin), aber auch Venlafaxin und Moclobemid stellen sinnvolle Alternativen bei der Behandlung von Altersdepressionen dar. Sie hinterlassen nur wenige therapeutische Lücken wie Insomnie sowie innere Unruhe/Agitiertheit. Gleichzeitig können sie auch kognitive Funktionen bei komorbider Demenz bessern.

Citalopram kann bei Altersdepressiven meist in der halben Dosierung angewendet werden (oft genügen 10 mg), bei den anderen Substanzen sind die normalen Dosierungen erforderlich, da sich die Kinetik im Alter nicht relevant verändert.

Damit sind diese neuen Substanzen tatsächlich ein Fortschritt in der Psychopharmakotherapie älterer depressiver Patienten.

MERKSÄTZE FÜR DIE PRAXIS

1. Depressionen sind häufige Erkrankungen bei älteren Menschen. Sie werden oftmals nicht als Erkrankung erkannt und folglich zu selten sachgerecht behandelt.
2. Depressionen führen zu einem dramatischen Verlust an Lebensqualität und erhöhen das Risiko, andere Krankheiten zu bekommen.
3. Altersdepressionen werden oft nicht erkannt, weil ihre Symptome als altersgemäß interpretiert werden oder nur als reaktiv zu körperlichen oder sozialen Problemen (z. B. Vereinsamung) interpretiert werden. Das (scheinbare) Verstehen einer depressiven Erkrankung stellt aber keine Therapie dar und ersetzt diese auch nicht.
4. Die Ursachen sind komplex und multifaktoriell. Körperliche Erkrankung, soziale Desintegration und frühere depressive Erkrankungen sind bedeutsame Risikofaktoren.
5. Alle Altersdepressionen sind behandelbar. Besonders geeignet sind dafür die neueren Antidepressiva, da sie nicht anticholinerg wirken und kaum toxisch sind.
6. Im Zweifelsfall sollte eine Probetherapie über sechs Wochen durchgeführt werden.
7. Altersdepressionen haben ein hohes Rezidivrisiko; sie verlaufen oft chronisch. Daher ist eine langfristige, oft jahrelange Erhaltungstherapie erforderlich.
8. Mittel erster Wahl sind die SSRI (Citaprolam, Sertralin), Venlafaxin, Moclobemid und Mirtazapin.

Literatur

Beck, A.T.: *Kognitive Therapie von Depressionen. Urban & Schwarzenberg, 1986 München*

Cohn, C.K., Shrivastava, R., Mendels, J., Cohn, J.B., Fabre, L.F., Claghorn, J.L., Dessain, E.C., M.Itil, T., Lautin, A.: *Double-Blind, Multicenter Comparison of Sertraline and Amitriptyline in Elderly Depressed Patients. Journal of Clinical Psychiatry, 51 Suppl. 8 (1990) 28-33*

Coffey, D.J., Jenkyn, L.R., Richter, E.M.: *A double-blind Comparison of Sertraline and Nortriptylin in the Treatment of depressed geraitric Outpatients. Poster, ECNP 1998*

Dierick, M.: *An Open-Label Evaluation of the Long-Term Safety of Oral Venlafaxine in Depressed Elderly Patients. Annals of Clinical Psychiatry 8 (1996) 169-173*

Dunbar, G.C.: *Paroxetin beim älteen Patienten: Eine vergleichende Metaanalyse gegenüber der medikamentösen Standardtherapie der Depression. Pharmacology 51 (1995) 137-144*

Eisenberg, L.: *Treating Depression and Anxiety in Primary Care. New England Journal of Medicine 326 (1992) 1080-1083*

Gottfries, C.G., Karlsson I., Nyth, A.L.: *Treatment of Depression in Elderly Patients with and without Dementia Disorders. International Clinical Psychopharmacology 6, Suppl. 5 (1992) 55-64*

Grawe, K., Donati, R., Bernauer, F.: *Psychotherapie im Wandel. Von der Konfession zur Profession. 2. Auflage, Hogrefe, Göttingen 1994*

Hauser, R.A., Zesiewicz, T.A.: *Sertraline for the Treatment of Depresson in Parkinson's Desease. Movement Disorder 12 (1997) 756-759*

Henry, J.A., Antao, C.A.: *Suicide and fatal antidepressant poisoning. European Journal of Medicine 1 (1992) 343-348*

House, A.: *Depression after Stroke. British Medical Journal 294 (1987) 76 - 78*

Leonard, B.E.: *The comparative Pharmacology of New Antidepressants. Journal of Clinical Psychiatry 54 (1993) Suppl. 3-15*

Linden, M., Kurtz, G., Baltes, M.M., Geiselmann, B., Lang, F.R., Reischies, F.M., Helmchen, H.: *Depression bei Hochbetagten. Ergebnisse der Berliner Altersstudie. Nervenarzt 69 (1998) 27-37*

Meara, R.J., Bhowmick, B.K., Hobson,J.P.: *An open uncontrolled Study oft he Use of Sertraline in theTreatment of Depression in Parkinson's Desease. Journal of Serotonin Research 4 (1996) 243-249*

Michels, R., Marzuk, P.M.: *Progress in Psychiatry. New England Journal of Medicine 329 (1993) 552-560, 628-638*

Möller, H.-J.: *Antidepressants - Do they Decrease or Increase Suicidality? Pharmacopsychiatry 25 (1992) 249-253*

Murphy, J.A., Monson, R.P., Olivier, D.C., Sobol, A.M. , Leighton, A.H.: *Affective Disorders and Mortality. Archives of General Psychiatry 44 (1987) 473 - 480*

Nyth, A.L., Gottfries,C.G.: *The Clinical Efficacy of Citalopram in Treatment of Emotional Disturbances in Demetia Disorders. A Nordic Multicentre Study. British Journal of Psychiatry 157 (1990) 894-901*

Potter, W.Z., Rudorfer, M.V., Manji, H.: *Drug Therapy: The Pharmacologic Treatment of Depression. New England Journal of Medicine 325 (1991) 633-642*

Price, L., Heninger, G.R.: *Drug Therapy: Lithium in the Treatment of Mood Disorders. New England Journal of Medicine 331 (1994) 591-598*

Regier, D.a., Myers, J.K., Kramer, M., et al.: *The NIMH Epidemiologic Catchment Area program: historical context, major objectives, and study population characteristics. Archives of General Psychiatry 41 (1984) 934-941*

Robinson, R.G., Starr, L.B., Lipsey, J.R., Rao, K., Price, T.R.: *A Two Year Longitudinal Study of Post-Stroke Mood Disorders: Dynamic Changes in Associated Variables over the first six Months of Follow-Up. Stroke 15 (1984) 510 - 517*

Rorsman, B.: *Mortality among Psychiatric Patients. Acta Psychiatrica Scandinavica 50 (1974) 354 - 375*

Roth, M., Mountjoy, C.Q., Amrein, R.: *Moclobemide in Elderly Patients with Cognitive Decline and Depression. British Journal of Psychiatry 168 (1996) 149-157*

Shader, R , Greenblatt, D.J.: *Use of Benzodiazepines in Anxiety Disorders. New England Journal of Medicine 328 (1993) 1398-1405*

Starkstein, S., Parikh, R.M., Robinson, R.G.: *Post-Stroke Depression and Recovery after Stroke. Lancet (1987) 743*

Thapa, P.B., Gideon, P., Cost, T.W., Milan, A.B., Ray, W.A.: *Antidepressant and the Risk of Falls among Nursing Home Residents. New England Journal of Medicine 339 (1998) 875-886*

Thies-Flechtner, K., Müller-Oerlinghausen, B., Seibert, W., Walther, A., Greil, W.: *Effect of Prophylactic Treatment on Suicide Risk in Patients with major Affective Disorders. Pharmacopsychiatry 29 (1996) 103-107*

Ziegler, G.: *Zusammenhänge zwischen Coping und Krankheitsverlauf. In: G. Ziegler, R.S. Jäger, I. Schüle (Hrsg.), Krankheitsverarbeitung bei Tumorpatienten. 2. Auflage, Enke, Stuttgart 1990*

Ziegler, G.: *Psychosomatik und Krankheitsverarbeitung von Tumorpatienten. In: H. Teichmann, B. Meyer-Probst, D. Roether (Hrsg.), Risikobewältigung in der lebenslangen psychischen Entwicklung. Verlag Gesundheit, Berlin 1991, S. 207-220*

Ziegler, G.: *Moclobemid in der Praxis des Allgemeinmediziners. In: R. Steinberg (Hrsg.), Praktische Psychiatrie. RIMA in der antidepressiven Therapie. MMV Medizin Verlag, München 1993, S. 143-153*

Ziegler, G.: *Ein nicht sedierendes Antidepressivum in der Allgemeinpraxis. In: R. Steinberg et al. (Hrsg.), Spezielle Aspekte der antidepressiven Therapie. MMV Medizin Verlag München, 1994, S. 83-99*

Ziegler, G.: *Kombinationstherapie bei Depressionen. In: R. Steinberg et al. (Hrsg.), Depressionsbehandlung heute. MMV Medizin Verlag München,1995, 69-85*